RECHERCHES EXPÉRIMENTALES ET CLINIQUES

SUR

LE BROMOFORME

DANS

LE TRAITEMENT DE LA COQUELUCHE

PAR

Le Dr H. CHARPENTIER

Ancien externe des hôpitaux de Paris

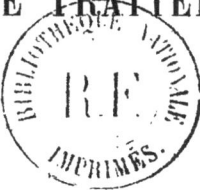

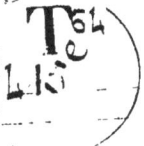

PARIS

ASSELIN ET HOUZEAU

LIBRAIRES DE LA FACULTÉ DE MÉDECINE

Place de l'École-de-Médecine

—

1899

RECHERCHES EXPÉRIMENTALES ET CLINIQUES

SUR

LE BROMOFORME

DANS

LE TRAITEMENT DE LA COQUELUCHE

PAR

Le Dʳ H. CHARPENTIER

Ancien externe des hôpitaux de Paris

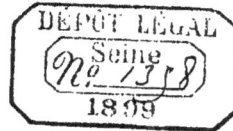

PARIS

ASSELIN ET HOUZEAU

LIBRAIRES DE LA FACULTÉ DE MÉDECINE

Place de l'École-de-Médecine

—

1899

RECHERCHES EXPÉRIMENTALES ET CLINIQUES

SUR

LE BROMOFORME

DANS

LE TRAITEMENT DE LA COQUELUCHE

AVANT-PROPOS

Tous nous porte à croire que la coqueluche est une maladie microbienne. Ses caractères de contagion, d'épidémicité, de non récidive éveillent l'idée d'une infection spécifique. Mais il ne semble pas, malgré les nombreuses recherches entreprises, que l'on ait jusqu'ici isolé et cultivé son microbe.

Son traitement rationnel serait celui qui s'attaquerait directement à cet agent causal, encore inconnu. Il ne sera trouvé que le jour où l'on aura découvert, dans la matière médicale minérale ou végétale, ou plutôt dans la sérothérapie ou la bactériothérapie, une substance qui, supprimant la cause première fera par cela même cesser la maladie. C'est l'idéal encore lointain que cherche à réaliser pour toutes la thérapeutique des maladies infectieuses.

Mais, parce que nous ne connaissons pas le traitement de la coqueluche, il ne s'ensuit pas que nous devions, à l'exemple de J. Franck, renoncer à traiter les coquelucheux. Nous avons à notre disposition toute une série de palliatifs qui s'adressent aux symptômes si pénibles de la maladie, en atténuent la violence et en diminuent les dangers.

Parmi les nombreuses médications proposées, le traitement par le bromoforme nous a paru donner les meilleurs résultats. Dans un grand nombre de cas, il a abrégé de beaucoup la durée normale de la maladie, et a paru avoir sur elle une action presque spécifique, — au même titre que le salicylate de soude dans le rhumatisme articulaire aigu.

Mais, avant d'exposer les observations cliniques que nous avons recueillies et les recherches expérimentales que nous avons faites sur ce sujet, — au moment de quitter la grande source de science qu'est Paris, qu'il nous soit permis de jeter un coup d'œil en arrière sur ces années bienheureuses d'étude, pendant lesquelles nous avons pu suivre dans les amphithéâtres de la Faculté et dans les services des hôpitaux, l'enseignement de maîtres éminents.

Ils nous ont légué un peu de la pratique de leur longue expérience, ils nous ont fait entrevoir les grandes idées qui dirigent la science d'aujourd'hui et la conduisent audacieusement et rapidement à la science de demain.

Qu'il nous soit permis, au début de ce travail, de leur exprimer notre admiration et notre reconnaissance.

Notre première année d'externat s'est passée à l'hôpital Laënnec, dans le service de M. Gingeot qui nous a initié aux secrets d'une thérapeutique raisonnée et appropriée à chaque cas.

M. Duguet, à l'hôpital Lariboisière, nous a enseigné

la bonne clinique et l'art si délicat du diagnostic. Nous le remercions sincèrement d'avoir bien voulu s'intéresser à nous, comme stagiaire d'abord et plus tard comme externe.

Pendant notre troisième année d'externat nous avons suivi avec beaucoup d'intérêt les leçons si claires et si démonstratives de M. le professeur Tillaux à la clinique chirurgicale de la Charité. Nous ne voulons pas oublier M. Souligoux, alors chef de clinique.

A la maternité de l'Hôtel-Dieu, M. Champetier de Ribes nous a appris les qualités du bon accoucheur : l'asepsie avant tout, la patience, l'intervention opportune. Mlle Graillot, sage-femme en chef, nous a souvent aidé de ses savants conseils et de sa grande expérience.

Nous remercions aussi M. Brocq, dont nous regrettons d'avoir été trop peu de temps l'élève, des excellents principes de dermatologie qu'il nous a donnés.

Avec M. Marfan, professeur agrégé, nous nous sommes habitués, dans le service de M. le professeur Grancher, à l'examen clinique si difficile des enfants, et nous nous sommes rendu compte de toute l'importance d'un allaitement bien dirigé. Il a bien voulu nous permettre de continuer pendant le semestre d'hiver, nos recherches sur le traitement de la coqueluche par le bromoforme que lui-même, il y a quelques années, a employé le premier en France avec succès. Nous lui sommes très obligé de l'intérêt qu'il nous a porté.

Nous remercions également MM. Zuber et Hallé, chefs de clinique à l'hôpital des Enfants-Malades, de de l'amabilité avec laquelle il nous ont facilité cette tâche.

Nous avons une dette de reconnaissance toute particulière à remplir envers M. J. Renault, ancien chef de clinique aux Enfants-Malades, qui a toujours été pour nous un ami en même temps qu'un maître. C'est à lui que nous devons l'inspiration de ce travail auquel il nous a fait l'honneur de participer, qu'il croie à notre inaltérable gratitude.

Nous ne pouvons oublier M. Demoulin, qui a bien voulu s'intéresser à nous pendant le court séjour que nous avons fait à l'hôpital Tenon.

Enfin, il nous reste à remercier du précieux concours qu'ils nous ont prêté M. Richaud, pharmacien en chef à l'hospice d'Ivry, qui s'est mis à notre disposition avec la plus grande amabilité pour la recherche du bromoforme en nature dans les selles des enfants en traitement, et notre excellent ami M. L. Buriat, interne en pharmacie, qui nous a donné tous les renseignements chimiques que nous ignorions et nous a souvent aidé dans nos recherches expérimentales.

M. le professeur Grancher a eu la bonté de nous ouvrir son service pour y prendre nos observations cliniques, son laboratoire pour y faire nos expériences ; il nous fait aujourd'hui l'honneur de présider notre thèse. Qu'il nous permette de lui en manifester notre plus vive reconnaissance.

HISTORIQUE

Le bromoforme a été employé pour la première fois dans le traitement de la coqueluche par le Dr Stepp, de Nürnberg, qui a publié le résultat de ses expériences dans *Deutsche med. Wochenschrifte*, 1889, (p. 634). Avec cette médication, l'auteur n'a jamais observé d'accident, soit chez l'enfant, soit chez l'adulte, et considère le bromoforme comme un produit nullement toxique. Son action sur le pouls et la température a toujours été nulle. Il agirait d'une façon totalement différente de celle du bromure de potassium, ses propriétés étant plutôt excitantes que calmantes.

La dose journalière pour les enfants varie entre V et XX gouttes dans 100 ou 120 grammes de liquide ; on leur administre toutes les heures une cuillerée à soupe de cette solution. Le bromoforme étant très peu soluble dans l'eau, on ajoute à la potion 1 gramme d'alcool environ, par II ou III gouttes du médicament, — et l'on peut formuler ainsi par exemple :

Bromoforme..........	X gouttes.
Alcool...............	3 à 5 gr.
Eau.................	100 gr.
Sirop édulcorant......	10 gr.

Cette formule a été donnée dans près de 70 cas de coqueluche. L'âge des malades variait entre 6 mois et 7 ans. Une seule fillette avait 11 ans. Chez tous, la guérison fut complète au bout de deux, trois ou quatre semaines au plus. Après cinq à six jours de traitement, le nombre et l'intensité des quintes diminuaient déjà beaucoup, pour cesser vers le quinzième jour environ.

Dans les cas graves, avec 30 ou 40 quintes par jour, l'amélioration ne se faisait sentir que vers le dixième ou douzième jour du traitement, mais ensuite la guérison marchait rapidement. Les quintes tombaient bientôt à 10 par 24 heures, pour cesser complètement les jours suivants.

L'auteur insiste sur ce fait que les complications broncho-pulmonaires ont été insignifiantes au cours de ces coqueluches; et que, dans les cas où il en a observé le bromoforme a paru avoir une heureuse influence sur leur évolution.

Le bromoforme agit également bien dans les coqueluches récentes et dans celles qui traînent en longueur. Dans 5 cas où le début remontait à deux mois et demi, la guérison a été obtenue en dix jours.

Dans un second article paru la même année dans le même journal (p. 914), le Dr Stepp confirme son opinion favorable sur le bromoforme, après l'avoir donné dans 100 nouveaux cas. Les doses employées ont été les mêmes, mais il a changé le mode d'administration. La solution aqueuse était souvent refusée par les enfants, aussi recommande-t-il de le leur donner pur, par gouttes, dans une cuiller contenant un peu d'eau.

L'année suivante, en 1890, le Dr Lœwenthal, dans *Berlin. Klin. Wochenschr.*, 1890, n° 23, confirme les bons résultats obtenus par Stepp, dans le traitement de la coqueluche par le bromoforme. Il l'a employé chez 100 enfants (45 garçons et 55 filles). Le plus jeune n'avait que 8 semaines et l'aîné 7 ans. Les doses furent de II à V gouttes de bromoforme trois ou quatre fois par jour, selon l'âge des malades, le nombre et l'intensité des quintes. On l'administrait par gouttes dans une cuillerée à café d'eau. La dose maxima a été de XX gouttes.

Dans tous les cas, la durée de la maladie a été notablement diminuée. L'amélioration se faisait sentir dès les premiers jours et les quintes de toux caractéristiques disparaissaient habituellement entre deux et quatre semaines. Dans plusieurs cas, l'administration du bromoforme fut suivie d'un peu de lassitude et de somnolence, mais il n'y eût pas de phénomènes d'intoxication graves.

La même année, le Dr Nauwelaers publie dans le *Journal de médecine de Bruxelles*, avec ses premières observations sur le traitement de la coqueluche par le bromoforme, un cas d'empoisonnement suivi de mort (*Journal de méd. de Bruxelles*, 1890, p. 689). Il a employé ce remède chez une trentaine de coquelucheux et en a obtenu des résultats très favorables. Sous son influence, le nombre et l'intensité des quintes ont rapidement diminué et les vomissements ont cessé. Il conclut que le bromoforme est d'une réelle valeur dans le traitement de la coqueluche, que « c'est un excellent palliatif des symptômes les plus pénibles », mais il n'ose pas affirmer qu'il est curatif, comme l'ont dit Stepp et Lowenthal. « Mes observations, écrit-il, ne me paraissent pas suffisantes pour pouvoir en tirer une conclusion aussi absolue que celle des auteurs cités plus haut. Je continuerai mes recherches et les publierai dans quelque temps ».

En 1891, dans le même *Journal de médecine de Bruxelles*, le Dr Nauwelaers publie son avis d'après 40 nouveaux cas qu'il a observés avec plus d'attention et de rigueur scientifique.

Après avoir admis que la durée moyenne de la coqueluche est de six semaines, il dit que pour affirmer l'action curative du médicament, il ne suffit pas d'invoquer la disparition des symptômes par son emploi, celui-ci pouvant correspondre à la disparition spontanée des phénomènes morbides.

Il faut encore démontrer que la durée de la maladie est raccourcie et, par conséquent, toujours inférieure à six semaines.

Stepp et Lœwenthal l'avaient bien affirmé, mais n'avaient cité aucun cas à l'appui. Le Dr Nauwelaers comble cette lacune et fait connaître cinq observations où le début de la maladie a été rigoureusement noté ; il a pu suivre les enfants un temps suffisamment long pour se convaincre de la réalité de la guérison. Or, dans toutes ces observations, la durée de la maladie s'est trouvée diminuée, parfois considérablement. L'âge des enfants variait de 5 mois à 4 ans ; la dose quotidienne maxima a été de XX gouttes de bromoforme.

En présence de ces faits, le Dr Nauwelaers se croit autorisé à reconnaître au bromoforme une valeur curative réelle dans la coqueluche, à moins d'admettre qu'il ne soit tombé sur une série exceptionnellement heureuse de cas favorables.

Il n'a constaté qu'une seule fois l'insuccès du médicament dans le traitement de la coqueluche simple.

Quant à son influence sur les complications, l'auteur a observé 4 broncho-pneumonies, soit 5,4 p. 100. Ce chiffre est inférieur à celui donné par les statistiques pour la clientèle pauvre et des hôpitaux. Il est voisin de celui de Lœventhal, 4 p. 100, mais tandis que celui-ci a vu guérir tous ses cas, le Dr Nauwelaers a perdu 3 malades sur 4. Il croit donc que le bromoforme diminue la fréquence de la broncho-pneumonie, mais qu'il n'exerce aucune action sur sa terminaison, ordinairement funeste.

La formule préconisée est une potion gommeuse, fortement sucrée, pas exemple :

Bromoforme.................... XX gouttes.
Alcool....................... 10 grammes.
Mucilage de gomme adragante... ⎰ ââ 60 grammes.
Sirop de Tolu................. ⎱

Pour deux jours, une cuillerée à café toutes les heures.

Le mucilage assure mieux l'égale répartition du médicament qu'une simple solution aqueuse alcoolique. Celle-ci peut, en effet, laisser le bromoforme se déposer au fond du vase et être pris en masse avec les dernières cuillerées, source d'accidents.

Les premières recherches expérimentales sur les animaux, en vue de déterminer les tranformations du bromoforme dàns l'organisme, sont faites par Binz, en 1891, à l'Institut de pharmacologie de l'Université de Bonn et publiés dans *Archiv. fur experim. pathologie und pharmacologie*, Leipzig 1891 (p. 201).

Cassel publie dans *Deut. Med. Wochenschr.*, 1892, n° 5, p. 100, un travail basé sur 13 cas de coqueluche qui ont pu être traités et suivis jusqu'au bout. L'âge des enfants était compris entre 2 mois et 9 ans. La dose était de III à V gouttes données 3 fois par jour. Il n'y a pas eu d'accidents d'intoxication et 2 enfants atteints de broncho-pneumonie ont guéri. La durée moyenne de la maladie a été de 61,3 jours.

Le nombre et l'intensité des accès ont baissé d'une façon notable quelques jours après le début du traitement, mais la longueur de la maladie n'a pas été sensiblement diminuée.

En Amérique, le Dr Fischer (*New-York. Méd. Record,* nov. 1890) confirme également l'action favorable du bromoforme dans la coqueluche. Il l'a donné dans 51 cas et a vu diminuer rapidement les accès de toux. Les doses ont été les mêmes que celles du Dr Stepp et 75 p. 100 des malades ont été complètement guéris après deux ou trois semaines de traitement.

En 1893, Burton-Fanning, médecin à l'hôpital Jenny à Londres, écrit dans *Practitioner* un article où il se montre très satisfait de l'emploi du bromoforme dans 30 cas de coqueluche. Il le prescrit aux mêmes doses que Stepp, sous forme d'émulsion à la faveur de la gomme adragante.

Le bromoforme y est en bonne suspension, mais il faut avoir soin d'agiter fortement la bouteille avant de s'en servir.

Non seulement les malades sont débarrassés des symptômes pénibles constitués par les quintes violentes, les vomissements, les hémorragies, mais la durée de la maladie est réellement diminuée et réduite à trente-et-un jours en moyenne.

Si l'on cesse l'administration du médicament, les symptômes reprennent leur fréquence et leur violence, au point que l'auteur a pu écrire : « Le bromoforme est suffisamment spécifique pour être très utile dans le diagnostic. Dans 70 cas douteux dans lesquels j'ai donné le bromoforme, le succès ou l'insuccès à débarrasser les malades des quintes m'a conduit à une conclusion sur la nature de la maladie. »

Cependant, un certain nombre de cas d'intoxication par le bromoforme sont publiés. Celui de Dean (*Lancet,* London, 1893, p. 1062) ; celui de Platt (*Times* et *Reg.* N. Y et Phila. 1892) ; ceux de Müller (*Monastschefté fur*

prakt. Dermat. 1895, nᵒ 8) ; de Schlieper (*Therap.
Monatschrif.*, 1894, p. 642) ; de Nolden, cité dans l'article de M. Marfan ; et plus récemment ceux de Czygan
(*Deutsche med. Wochenscr.*, Leipz. u. Berl., 1896, p. 843) ;
de Cheney (*Arch. Pediat.*, N. Y. 1897, p. 112) ; de Bœr-
ger (*Munchen med. Wochenschr.*, 1896 p. 469-472) ; de
Van Bœmmel (*Deutsche med. Wochenschr.*, Leipz. u.
Berl. 1896, p. 46 ; de Schmey (*Centralbl. f. Kinderh.*,
Leipz. 1897, p. 255) ; de Stoos (*XXXIX medic. Bericht.
u. d. Thatigk. d. Gennerschen Spital* in Bern., p. 81) ;
de Szegvari (*Gyogyaszat.*, Budapest. 1897, p. 304) ; de
Fischer (*Ann. Gynec. et Pediat.*, Bost. 1896, p. 557) ; de
Remba (*Kinder. Arzt.*, Leipz. 1897, p. 49) ; un nouveau
cas de Muller (*Munchen Med. Wochen.*, 1898, p. 38) ; de
Reinecke (*Therapeutische Monatschifte*, 1898).

En 1895, le Dᴿ Stepp publie un nouveau travail sur
le bromoforme (*München med. Wochenschr*, 1895,
p. 835). En se basant sur son expérience, actuellement
longue de six ans, pendant lesquels il a vu des épidémies graves et des épidémies légères, il croit pouvoir
affirmer qu'avec le bromoforme convenablement administré les cas légers guérissent en deux ou trois semaines, les cas de moyenne intensité en quatre ou cinq
semaines, les cas graves en six ou huit semaines ; tandis
que la coqueluche non traitée dure ordinairement cinq
à six semaines dans les cas légers, dix à douze semaines
dans les moyens, six mois dans les cas graves.

Les quintes deviennent moins intenses et moins
nombreuses ; l'appétit s'améliore, les forces se relè-
vent, et la durée de la maladie est abrégée.

Les complications broncho-pulmonaires ne sont pas
évitées avec la médication bromoformique, mais elles
n'offrent jamais la même gravité que chez les enfants

traités autrement. Le bromoforme n'a aucune action sur les complications de tuberculose et d'influenza.

Il ne faut pas craindre de donner des doses un peu élevées. Le Dr Stepp prescrit par jour, en trois fois, IX gouttes de bromoforme à des nourrissons de 6 mois, XII à XV gouttes à des enfants d'un an, XXX à L gouttes à des enfants de 3 à 8 ans.

En France, le bromoforme a été introduit dans la thérapeutique de la coqueluche par M. Marfan qui a publié sur ce sujet un article très complet dans la *Bevue mensuelle des maladies de l'enfance*) avril 1896).

Il s'est attaché à trouver une bonne formule pour l'administration du médicament. Celle-ci lui a paru la meilleure :

Bromoforme....................	XLVIII gouttes.
Huile d'amandes douces.....	20 grammes.
Gomme adragante..........	2 gr.
Gomme arabique....	4 gr.
Eau de laurier cerise........	4 gr.
Eau distillée.. Q. S. pour 120.	

Mélanger d'abord l'huile et le bromoforme et agiter fortement, puis ajouter le reste.

Chaque cuillerée à café de cette potion contient deux gouttes de bromoforme.

Quant aux doses quotidiennes, il a adopté les règles suivantes :

Au-dessous de 5 ans, il prescrit autant de fois IV gouttes que l'enfant a d'années. De 5 à 10 ans, la dose quotidienne de début est de XX gouttes. « Mais ce sont là des doses initiales ; on doit augmenter progressivement de II à IV gouttes par jour jusqu'à les doubler, on peut même aller plus loin en surveillant le malade. »

Au-dessous de 6 mois on peut donner II à III gouttes par jour, et de 6 mois à un an III à IV gouttes.

Cette dose quotidienne doit être fractionnée en trois prises.

M. Marfan apprécie en ces termes les résultats obtenus avec ce mode de traitement : « Les deux ou trois premiers jours, il arrive fréquemment qu'il semble se produire une aggravation, les quintes paraissent plus violentes et sont plus nombreuses. Mais, à partir du troisième ou quatrième jour, une détente manifeste survient, le nombre des quintes diminue et leur violence s'atténue beaucoup. Les vomissements disparaissent, l'appétit revient ; l'enfant atteint la fin de la période spasmodique sans aucun incident. Stepp a avancé que la durée de cette période était raccourcie par la médication au bromoforme ; je ne puis, d'après les faits que j'ai observés, confirmer cette assertion. Pour réussir, il ne faut pas craindre d'augmenter les doses jusqu'à ce que les quintes diminuent de nombre et d'intensité.

« La médication par le bromoforme a d'autant plus de succès qu'elle est appliquée plus près du début ; c'est ce que montre surtout la pratique de la ville où on est appelé à diagnostiquer et à traiter la coqueluche plus tôt qu'à l'hôpital.

« Le bromoforme ne réussit pas toujours. Dans trois cas, l'effet obtenu ayant été nul, j'ai cessé son emploi et j'ai prescrit l'antipyrine qui a produit la sédation des quintes. Mais, d'une manière générale, j'emploie maintenant le bromoforme dès le début de la coqueluche, de préférence à tout antispasmodique.

« D'après Stepp, les cas de coqueluche traités par le bromoforme se compliqueraient rarement de broncho-pneumonie ; je ne puis ni confirmer, ni infirmer cette assertion, en raison même des mesures que nous prenons pour défendre le coquelucheux contre l'infection secondaire des bronches.

« Stepp avance aussi que la médication par le bromoforme constitue un traitement efficace de la broncho-pneumonie ; la vérité est qu'il n'y a aucun inconvénient à administrer le bromoforme aux sujets atteints de broncho-pneumonie. Mais cette substance ne paraît pas avoir une action favorable sur l'infection bronchique à ce point de vue, elle est seulement indifférente. »

La même année (1896) M. Michailovitch soutenait, devant la Faculté de médecine de Paris, une thèse sur le « traitement de la coqueluche par le bromoforme », dans laquelle il résumait les connaissances acquises sur ce sujet, et principalement les résultats obtenus par M. Marfan. « Nous exposerons la question, disait-il, en exprimant le souhait que les expériences soient continuées, car il nous paraît qu'elles n'ont pas été aussi rigoureuses qu'il serait nécessaire pour faire une conclusion scientifiquement sûre. »

Dans ce travail, nous avons essayé d'établir définitivement un certain nombre de faits sur des bases expérimentales ; nous espérons avoir réussi pour quelques-uns, mais souvent encore, comme nos prédécesseurs, nous avons été obligés de nous en tenir à des hypothèses. La question thérapeutique du bromoforme est loin d'être épuisée, et nous espérons, qu'après nous, les recherches sur ce sujet seront continuées et menées à bonne fin.

Observation I.

(Service de M. le professeur Grancher).

Emilien G..., âgé de 8 mois. Entré le 27 juin 1898, salle Bouchut, lit n° 11.

Père mort tuberculeux huit mois auparavant. Mère bien portante, n'ayant jamais eu de fausses couches.

Un autre enfant mort à l'âge de 11 mois, probablement de méningite tuberculeuse.

Cet enfant est né à terme. La grossesse et l'accouchement ont été normaux, les suites de couches bonnes. Nourri au sein par la mère jusqu'à l'âge de 5 mois, il fut alors placé à la campagne chez une nourrice qui lui donnait exclusivement de la farine lactée.

A partir de cette époque il ne profita plus et se mit à maigrir.

La mère l'a repris depuis deux [j]ours et s'est aperçue qu'il toussait en quintes.

A son entrée, on constata des râles ronflants et sous-crépitants disséminés dans toute la poitrine. Dans l'espace interscapulaire, à gauche, un peu de submatité et de l'expiration soufflante. Température du soir 37°4.

Le 28 juin.—12 quintes nettes avec reprises. Pas de fièvre. Bromoforme IV gouttes. Cette dose est maintenue les jours suivants.

1er juillet. — 10 quintes, toujours pas de fièvre. Bromoforme V gouttes.

Le 3. — Bromoforme VI gouttes.

Le 6. — Bromoforme VII gouttes.

Le 8. — Le nombre des quintes a varié les jours précédents entre 9, 10, 11 par 24 heures.

Le 13. — Bromoforme X gouttes. Les quintes ne sont plus depuis quelques jours qu'au nombre de 7, 6, 5.

Le 15. — Bromoforme XII gouttes. 5 quintes. A partir du 17

l'enfant ne tousse plus en quintes, et le 24 il sort complètement guéri.

OBSERVATION II

(Service de M. le professeur Grancher).

Lucie V..., âgée de 6 ans. Entrée le 18 juillet 1898, salle Parrot, lit n⁰ 19.

Père rhumatisant, mort d'affection cardiaque. Mère bien portante.

Quatre enfants nés à terme, tous bien portants.

Elle a été nourrie au sein jusqu'à l'âge de 16 mois, et ensuite a mangé comme tout le monde. La dentition a débuté à 7 mois. Elle n'a jamais été malade jusqu'ici.

La mère dit qu'elle a pris la coqueluche à l'école et que depuis 8 jours elle tousse en quintes très nettes, survenant principalement après les repas.

Le 19. — Température soir 37°5. 10 quintes avec reprises caractéristiques. Bromoforme XXIV gouttes.

Le 20. — Pas de fièvre. 20 fortes quintes.

Bromoforme XXX gouttes.

Les jours suivants on continue à augmenter progressivement la dose de bromoforme de VI gouttes par jour, et le 28 juillet l'enfant en prend LXXVIII gouttes, c'est-à-dire un peu plus de trois fois la dose primitive. Le nombre des quintes est rapidement tombé de 20 et 17 qu'il était au début à 12, puis 8 par 24 heures. Elles sont aussi beaucoup moins intenses.

Ce jour-là (28 juillet) l'enfant a somnolé toute la journée.

Le 29. — Un peu moins de somnolence. On cesse d'augmenter le bromoforme, mais on maintient la dose de LXXVIII gouttes pendant quelques jours.

Les quintes ne sont plus qu'au nombre de 7 et le 31 juillet les reprises qui, jusque-là, avaient été nettes, disparaissent.

Le 2 août l'enfant présente un degré de somnolence très accentué. Elle dort toute la journée, et on n'arrive à la tirer de sa torpeur que pour la faire manger. Elle tousse encore 5 ou 6 fois sans reprise.

Le 3. — en présence de cet état, on cesse le bromoforme.

Les 4 et 5 août les quintes ont complètement disparu ; elle a simplement toussé deux ou trois fois très peu.

Le 7. — L'enfant sort complètement guérie.

OBSERVATION III
(Service de M. le professeur Grancher).

Alice G... âgée de 4 ans 1/2. Entrée le 18 juillet 1898, salle Parrot, lit n° 18.

Père alcoolique, tousse un peu. Mère bien portante.

Un frère âgé de 2 ans, bien portant. Cette enfant est née à terme, et a été nourrie au sein par sa mère jusqu'à l'âge de 18 mois. Dentition et marche normales.

Elle a eu autrefois une angine diphtérique, et plus récemment, il y a 2 mois, la rougeole.

Depuis elle a continué à tousser, et il y a 3 jours a craché un peu de sang. La toux a changé de caractères; depuis 3 ou 4 jours l'enfant tousse en quinte avec reprises.

19 juillet.—Température 37°5. A la percussion, sonorité normale dans toute la poitrine. A l'auscultation, on entend des rales sibilants disséminés, et de gros râles sous-crépitants aux deux bases. Dans la journée 18 quintes avec reprises nettes. Bromoforme XVI gouttes.

Le 20. — 28 quintes. Bromoforme XX gouttes.

Le 21. — 30 quintes. Bromoforme XXIV gouttes. Les jours suivants on augmente progressivement la dose de bromoforme de IV gouttes par jour, et le 29 juillet on en donne LVI gouttes. Le nombre des quintes de 28 et 30 est tombé à 15; leur intensité a diminué également, bien qu'il y ait encore une moyenne de 7 ou 8 reprises par quinte.

Le 30. — [L'enfant ayant présenté un certain degré de somnolence la veille, on cesse d'augmenter la dose de bromoforme que l'on maintient stationnaire (LVI gouttes) pendant quelques jours.

4 août. — La température est toujours normale. Les quintes ne sont plus qu'au nombre de 7 ou 8 par 24 heures ; elles sont beaucoup moins fortes ; il n'y a plus qu'une moyenne de 2 à 3 reprises par quinte.

La somnolence n'ayant pas persisté, on recommence à augmenter progressivement la dose de bromoforme de IV gouttes par jour. Le 4 août on en donne LX gouttes ; le 5 août LXIV gouttes et ainsi de suite.

9 août. — La dose de bromoforme est de LXXVI gouttes. Il n'y a plus que 4 quintes avec une moyenne de 1 ou 2 reprises.

Le 10. — Bromoforme . LXXX gouttes. Les quintes ont cessé, l'enfant a encore toussé quatre fois sans reprises.

Le 11. — L'enfant quitte l'hôpital ; bien qu'on n'ait pas pu la suivre pendant quelques jours, la guérison est manifeste.

OBSERVATION IV

(Service de M. le professeur Grancher).

Louise G..., âgée de 3 ans. Entrée le 18 juillet 1898, salle Parrot, lit n° 11.

De son passé on sait seulement qu'elle a été atteinte de rougeole.

Elle présente en outre un certain degré de micropolyadénopathie, et des cicatrices de ganglions suppurés au cou. La rate n'est pas perceptible.

Elle est actuellement atteinte de coqueluche et depuis 15 jours tousse en quintes très nettes.

19 juillet. — La percussion et l'auscultation de la poitrine sont normales. A gauche cependant on perçoit dans l'espace interscapulaire un léger souffle bronchique. Température 37°.

Dix-huit quintes très intenses, avec reprises. Bromoforme XII gouttes.

Les jours suivants on augmente progressivement la dose de

III gouttes par jour, Les quintes oscillent entre 18, 16, 15 par 24 heures. La moyenne des reprises est de 10 à 14 par quinte.

1ᵉʳ août. — Bromoforme LI gouttes. Le nombre des quintes est tombé à 10, et la moyenne des reprises à 8.

Le 2. — Bromoforme LIV gouttes; 11 quintes.

Le 3. — Bromoforme LVII gouttes; 6 quintes avec 4 re-prises en moyenne.

On continue l'augmentation progressive du bromoforme, et le 6 août on en donne LXVI gouttes. Dans la journée l'enfant s'est endormie subitement. Elle est restée dans cet état de torpeur pendant une demi-heure environ, avec impossibilité de se tenir debout, strabisme et pâleur très prononcée de la face.

Le 7. — Les accidents ont disparu complètement. On ne donne que XVI gouttes de bromoforme. Les quintes ne sont qu'au nombre de 3, presque insignifiantes.

Le 8. — On cesse le bromoforme. Les quintes avec reprises ont disparu. L'enfant tousse une ou deux fois dans la journée

Deux jours après elle sort guérie de l'hôpital.

OBSERVATION V.

(Service de M. le professeur Grancher).

Emile G... âgé de 2 ans. Entré le 25 juillet 1898, salle Bou-chut, lit n° 14.

Parents bien portants, 6 enfants dont un seul mort du croup.

Né à terme, élevé au sein jusqu'à 13 mois. Depuis le début de la dentition, cet enfant a toujours été malade : Bronchite, diarrhée verte, vomissements.

La maladie actuelle a débuté il y a 15 jours par des épistaxis et des convulsions. Puis la toux caractéristique de la coque-luche est survenue. Le 23 juillet il aurait rendu par la bouche une notable quantité de sang noir, spumeux, que la mère évalue à deux verres. Quelquefois, après les quintes de toux, il a des arrêts de la respiration avec perte 'de connaissance.

Le 26. — Température 38°. Bronchite généralisée avec prédominance à gauche. Au sommet de ce poumon, un foyer de râles sous-crépitants moyens. 13 quintes avec une moyenne de 10 reprises par quinte. Bromoforme VIII gouttes.

Le 27. — Température 37°4. 17 quintes, 12 reprises. Bromoforme X gouttes.

Les jours suivants on continue à augmenter la dose de bromoforme de II gouttes par jour. Le nombre des quintes et des reprises reste sensiblement .e même.

1er août. — Le soir, la température monte à 38°5 et l'on constate les signes d'une broncho-pneumonie double.

On continue néanmoins à augmenter progressivement la dose de bromoforme. La température reste élevée, oscillant entre 38° et 39°. Les quintes s'amendent un peu comme nombre et comme intensité (7 à 10 quintes par jour).

Le 13. — On est arrivé à XL gouttes de bromoforme. Il y a encore 10 quintes et 6 reprises. La température est restée élevée et la broncho-pneumonie continue à évoluer.

Le 14. — Suppression du bromoforme que l'on remplace par une potion à l'acétate d'ammoniaque.

Pendant une quinzaine de jours, il y a une légère amélioration. La température s'est abaissée (37 à 38°), la toux a diminué de fréquence et d'intensité.

Mais dans le courant de septembre l'enfant fait une rechute et meurt le 19.

OBSERVATION VI
(Service de M. le professeur Grancher).

Georgette B... âgée de 3 ans. Entrée le 25 juillet 1898, salle Parrot, lit n° 9.

Père suspect de tuberculose. Mère bien portante.

Onze enfants, dont cinq sont morts : l'un de bronchite, un autre de gastro-entérite et les trois autres de croup.

L'un des survivants a été soigné· dans le service pour une adénite cervicale.

Celle-ci est née à terme, et a été nourrie au sein par sa mère. Première dent à 8 mois ; début de la marche à 14 mois.

Comme antécédents pathologiques ; rougeole à 3 mois, et bronchite l'hiver dernier. Elle est atteinte de coqueluche depuis 40 jours environ. Elle a 4 ou 5 quintes dans la journée, et 6 ou 7 la nuit. Les reprises sont très nettes et chaque quinte est suivie d'une expectoration abondante quelquefois striée de sang.

26 juillet. — Température normale : 14 quintes avec une moyenne de 8 à 9 reprises. Bromoforme XII gouttes.

On augmente progressivement de III gouttes par jour. Les quintes diminuent rapidement de nombre et de violence.

Le 4 août. — Il n'y a plus que 4 quintes par jour avec une ou deux reprises.

Le 6. — La dose de bromoforme est de XXX !gouttes ; l'enfant ne tousse que deux fois dans la journée sans reprise,

Le 7. — On cesse le bromoforme. La toux a complètement disparu.

OBSERVATION VII

(Service de M. le professeur Grancher.)

Henri P... âgé de 3 ans. Entré le 25 juillet 1898, salle Bouchut, lit n° 3.

Père alcoolique et suspect de tuberculose, mère bien portante.

Deux enfants morts de méningite, et un autre bien portant.

Celui-ci est né à terme et a été nourri au sein par sa mère. Pendant l'allaitement il s'est toujours très bien porté.

Il y a trois mois il aurait été atteint d'ictère.

Depuis 15 jours, il a la coqueluche et tousse en quintes avec reprises nettes.

26 juillet. — Température normale. 10 quintes avec une moyenne de 10 reprises.

Bromoforme XII gouttes.

Les jours suivants ou augmente la dose de III gouttes par jour.

2 août. — On est arrivé à XXXIII gouttes de bromoforme. 8 quintes avec une moyenne de 5 reprises. Le soir la température est de 38°1.

Les jours suivants elle oscille entre 37°4 et 37°8 et le 7 août, le soir, s'élève brusquement à 39°1. L'examen des différents appareils de l'enfant, principalement de l'appareil respiratoire, ne fait découvrir aucune complication pouvant expliquer cette élévation de température. On a continué à augmenter progressivement le bromoforme qui est alors à la dose de XLVIII gouttes.

Le nombre des quintes a peu diminué, il est toujours de 10 environ, mais elles sont moins fortes et la moyenne des reprises est plus faible.

Le lendemain, 8 août, la température retombe à 37°6 et varie les jours suivants de 37°2 à 38. On continue le bromoforme en l'augmentant de III gouttes par jour. Le 12 août l'enfant en prend LXVI gouttes.

Les quintes n'ont pas diminué depuis le début du traitement, mais les reprises sont beaucoup moins frequentes.

Le 14 août l'enfant quitte l'hôpital sur la demande de sa mère.

Cette observation n'a donc pas pu être suivie. Il est à remarquer cependant qu'après 19 jours de traitement, le bromoforme donné d'une façon progressivement croissante a diminué beaucoup la violence des quintes.

OBSERVATION VIII

(Service de M. le professeur Grancher.)

Léon S... âgé de 7 ans 1⟋2. Entré le 29 août 1898, salle Bouchut, lit n° 19.

Père atteint de bronchite chronique depuis longtemps, mère de santé délicate, tousse beaucoup.

Est né à terme. Rougeole à l'âge de 4 ans.

Tousse en quintes depuis 3 semaines.

31 août. — Bromoforme XXVIII gouttes.

1er septembre. — XXXV gouttes. 8 quintes avec une moyenne de 6 reprises par quinte. Température normale.

Le 2. — Bromoforme XXXV gouttes. 7 quintes, 5 reprises.

3 septembre. — Bromoforme XLII gouttes, 8 quintes, 4 reprises.

4 septembre. — Bromoforme IL gouttes, 7 quintes, 3 reprises.

On reste à cette dose de IL gouttes jusqu'au 8 septembre. Le nombre des quintes varie peu, mais les reprises ne sont plus que de 2 ou 3 par quinte.

Le 9. — Bromoforme LVI gouttes.

Cette dose est continuée les jours suivants. Les quintes diminuent beaucoup d'intensité.

Le 17. — L'enfant ne tousse plus que 3 ou 4 fois dans la journée, sans reprise. On cesse le bromoforme, et il quitte l'hôpital complètement guéri quelques jours après,

Remarque. — Dans cette observation, on a augmenté les doses de bromoforme beaucoup moins vite que dans les précédentes ; malgré cela le résultat a été bon, puis que les quintes ont cessé après 16 jours de traitement.

OBSERVATION IX

(Service de M. le professeur Grancher)

Fernand Q... âgé de 2 ans. Entré le 25 juillet 1898, salle Bouchut, lit n° 24.

On ne sait rien sur les antécédents de cet enfant, sinon qu'il est atteint de coqueluche depuis 15 jours.

26 juillet. — Pas de température. 8 quintes. Bromoforme VIII gouttes.

Le 27. — 17 quintes avec une moyenne de 9 reprises nettes par quinte. Bromoforme X gouttes.

Les jours suivants on continue le bromoforme en l'augmentant de II gouttes par jour. Moyenne des quintes : 10 à 15.

Le 1er août. — La dose de bromoforme est de XX gouttes. Les quintes sont au nombre de 8, et leur intensité a déjà diminué notablement puisque la moyenne des reprises n'est plus que de 4.

Le 10, la dose est de XXXVIII gouttes ; il y a 6 quintes avec 3 reprises par quinte.

Le 14. — XLIV gouttes. 4 quintes avec 2 reprises.

On cesse d'augmenter le bromoforme qui est maintenu pendant quelques jours à la dose de XLIV gouttes. A partir du 15 août les reprises disparaissent.

· L'enfant tousse encore 4 ou 5 fois dans la journée.

Le 18. — Bromoforme XLVI gouttes.

Le 19. — Bromoforme XLVI gouttes.

L'enfant ne tousse plus du tout. Il est complètement guéri et quitte l'hôpital quelques jours après.

OBSERVATION X

(Service de M. le professeur Grancher)

Marcel D... âgé de 3 ans 1/2. Entré le 25 juillet 1898, salle Bouchut, lit n° 1.

Rien d'important à signaler dans ses antécédents, si ce n'est deux frères morts de tuberculose.

Atteint de coqueluche depuis 8 jours, 14 quintes et 10 reprises environ.

26 juillet. — Bromoforme XII gouttes. On augmente progressivement de III gouttes par jour.

Le 6 août on est arrivé à la dose de XLV gouttes. Le nombre et l'intensité des quintes est resté sensiblement le même. Ce jour-là on constate un peu de somnolence.

Le 7. — L'état somnolent n'a pas persisté.

On continue le bromoforme à doses croissantes. Le 13 août on a atteint la dose de LXVI gouttes. Il y a encore 12 quintes et 8 reprises.

Il faut remarquer dans cette observation que le bromoforme, malgré une augmentation rapide de la dose, qui après 19 jours de traitement était de 5 fois 1/2 la dose primitive, ne paraît pas avoir modifié beaucoup le nombre et la violence des quintes.

Cet enfant n'a pu être suivi, étant sorti de l'hôpital le 14 août sur la demande de sa mère.

OBSERVATION XI
(Service de M. le professeur Grancher)

Emile D... âgé de 5 ans. Entré le 5 septembre 1898, salle Bouchut, lit n° 24.

Parents bien portants. Né à terme, nourri au biberon. Première dent à 7 mois, a commencé à marcher vers 18 mois.

Congestion pulmonaire à 2 ans 1/2, un peu plus tard, rougeole.

Atteint de coqueluche depuis trois semaines ; une dizaine de quintes bien caractéristiques dans la journée, et 5 environ pendant la nuit.

6 septembre. — Pas de fièvre. 14 quintes avec une moyenne de 8 reprises.

Bromoforme XX gouttes.

On augmente rapidement la dose de bromoforme de V gouttes par jour.

Le 18. — l'enfant en prend LX gouttes. Les quintes ne sont plus qu'au nombre de 8 ou 9 avec 3 reprises environ.

On laisse le bromoforme à LX gouttes pendant 4 jours.

Le 20 et les jours suivants on en donne LXV gouttes. Il n'y a plus que 5 ou 6 quintes.

Le 24. — On augmente de nouveau la dose et l'on en

donne LXX gouttes. Il y a 5 quintes avec 2 reprises en moyenne.

Le 25. — Bromoforme LXXV gouttes.

Le 26. — Bromoforme LXXX gouttes. 4 quintes et 2 reprises environ.

Le 27. — Bromoforme LXXXV gouttes.

Les reprises disparaissent. L'enfant tousse encore 5 ou 6 fois dans le courant de la journée, mais la toux n'a plus les caractères de la toux coqueluchiale.

On augmente néanmoins le bromoforme et le 1er octobre, l'enfant en prend C gouttes.

Cette dose quotidienne est continuée jusqu'au 5 octobre. Ce jour-là le malade ayant été un peu somnolent, on cessa brusquement le bromoforme.

Quatre jours plus tard, le 9, les reprises qui avaient disparu réapparaissent.

Le 12. — 7 quintes avec 3 reprises. On redonne du bromoforme en commençant par la dose de XXX gouttes, et on augmente les jours suivants de V gouttes par jour.

Le 20. — Les reprises cessent de nouveau ; il y a encore dans la journée 3 ou 4 accès de toux simple.

Le 24. — On est arrivé à XC gouttes de bromoforme. Subitement la température monte à 38°5, et l'enfant a 21 quintes sans reprises.

Le 25. — Température : matin 38°,4 soir 39°8. Râles sibilants et ronflants dans toute la poitrine. 24 quintes avec reprises (2 en moyenne par quinte).

Bromoforme XC gouttes.

Le 26. — Bromoforme XC gouttes. 28 quintes. 2 reprises. La température est tombée à 37° le matin et 37°6 le soir.

Le 27. — Température, matin 37°,1 ; soir 37°,8. On cesse le bromoforme. Il y a 23 quintes avec une à deux reprises.

Les jours suivants les quintes restent assez fréquentes, 20 par jour environ. On constate toujours dans la poitrine des râles sibilants et ronflants, ainsi que des signes d'emphysème pulmonaire (expiration prolongée). La température oscille entre 37° et 38°.

La médication par le bromoforme ayant échoué, n'est pas reprise.

Remarque. — On voit dans cette observation que, au début, la médication bromoformée à doses croissantes a supprimé les reprises et réduit très notablement le nombre de quintes d'une coqueluche de moyenne intensité, au bout de vingt-et-un jours de traitement.

La médication ayant été supprimée brusquement, il y a eu une rechute de la maladie, qui s'est compliquée de bronchite assez intense et d'emphysème pulmonaire. Cette fois le bromoforme a complétement échoué.

OBSERVATION XII

(Service de M. le professeur Grancher).

Maurice B..., âgé de 10 mois. Entré le 3 octobre 1898, crèche Husson, lit n° 7.

Parents bien portants. 4 enfants dont l'un mort à 6 mois, probablement de méningite.

Né à terme. Nourri au sein par la mère jusqu'à l'âge de trois semaines, puis au biberon. Lait de mauvaise qualité, bouilli.

La diarrhée est survenue presque dès sa naissance; les matières ont été vertes. Actuellement elles sont jaunes; il n'y a pas de vomissements.

Deux dents il y a huit jours.

Gros ventre flasque ; éruption pemphigoïde sur les épaules.

Coqueluche. Quintes caractéristiques avec reprises. Pas de râles dans la poitrine.

5 octobre. — 14 quintes. Bromoforme IV gouttes. Température normale.

On augmente de II gouttes par jour la dose de bromoforme, pendant 4 jours.

Le 8. L'enfant en prend X gouttes.

Le nombre des quintes s'est élevé de 14 à 23 et 18 par jour.

Le 9. — Suppression du bromoforme que l'on remplace par une potion à l'antipyrine.

Les 4 ou 5 jours suivants les quintes diminuent (5 en moyenne), et il se fait une légère poussée fébrile semblant coïncider avec des troubles gastro-intestinaux. Puis le 11 octobre le nombre des quintes remonte à 13 et les jours qui suivent à 20 et 23.

Le 22. — 18 quintes. On reprend le traitement au bromoforme en commençant par IV gouttes.

On augmente cette dose de 1 goutte tous les jours. Le nombre de quintes baisse rapidement. Le 1er novembre l'enfant prend XIV gouttes de bromoforme et n'a que trois quintes insignifiantes.

On continue néanmoins cette médication pendant cinq jours, en diminuant la dose de I goutte par jour.

Le 6 novembre on en donne VIII gouttes; les quintes ont disparu et l'enfant quitte l'hôpital guéri.

Remarque. — La première fois que l'on a administré le bromoforme à ce malade, on l'a cessé trop vite pour se rendre compte de son action.

Lorsqu'on l'a repris et donné à doses croissantes, on voit qu'il a guéri en quinze jours, une coqueluche de moyenne intensité qui traînait depuis une vingtaine de jours et que l'antipyrine n'améliorait pas.

OBSERVATION XIII
(Service de M. le professeur Grancher).

André T..., âgé de 9 mois. Entré le 10 octobre 1898, salle Bouchut, lit n° 10.

Né à terme, nourri au sein. A 2 mois diarrhée verte ayant duré trois jours.

Depuis huit jours, diarrhée verte, noirâtre, très liquide. 12 à 14 selles par jour. Pas de vomissements; un peu de fièvre. Tousse en quintes depuis quinze jours, mais n'a pas la reprise caractéristique de la toux coqueluchiale.

Le 12 octobre. Température normale. Rien de particulier à la percussion de la poitrine.

10 quintes sans reprises.

Bromoforme IV gouttes.

On augmente le bromoforme de une goutte tous les jours. Le nombre de quintes reste sensiblement le même c'est-à-dire de 7, 8, 9 par jour.

Les 25, 26, 27 et 28 octobre une légère élévation de température coïncidant avec un peu de diarrhée et quelques râles de bronchite.

Le bromoforme est continué à doses croissantes. Le 7 novembre l'enfant en prend XXX gouttes. Les quintes n'ont pas diminué de fréquence, mais sont un peu moins fortes; il n'y a toujours pas de reprises. Cette dose est maintenue pendant quelques jours, et l'on augmente progressivement jusqu'à XXXIV gouttes.

Le 19 novembre l'enfant quitte l'hôpital ayant encore 5 ou 6 quintes de toux sans reprises.

Remarque. — Le bromoforme, malgré une dose très forte (8 fois et demi la dose primitive) a été presque sans action sur les quintes de toux.

On peut même se demander s'il n'y a pas eu erreur de diagnostic, et s'il s'agissait bien d'une coqueluche, l'enfant n'ayant jamais présenté les reprises caractéristiques.

3

OBSERVATION XIV

(Service de M. le professeur Grancher)

Louis A... âgé de 3 ans. Entré le 19 octobre 1898, salle Bouchut, lit n° 20.

Mère bien portante. Père mort probablement de tuberculose pulmonaire.

13 enfants, dont 2 seulement survivants.

Tousse en quintes, sans reprises nettes.

21 octobre. — 10 quintes. Bromoforme XII gouttes.

On augmente la dose de bromoforme de III gouttes par jour. Les quintes ne cèdent pas ; leur nombre augmente plutôt un peu.

Le 6 novembre. — après 17 jours de traitement, on est arrivé à la dose de LVIII gouttes. Il y a 14 quintes.

Vers 8 heures du soir l'enfant s'endort subitement en mangeant sa soupe : l'infirmière qui l'a observé dit qu'il « est tombé le nez dans son assiette ». Pendant 4 heures on a cherché en vain à l'éveiller. Le pouls étant resté bon, aucune médication active n'a été administrée.

Le lendemain l'enfant ne conservait plus qu'un air un peu hébété. On cesse le bromoforme.

Les 7 et 8, il tousse encore quelques fois dans la journée, et le 9 la toux cesse complètement.

Il quitte l'hôpital le 21 novembre sans que les quintes de toux aient reparu.

Remarque.— Dans ce cas, le bromoforme a déterminé en même temps que quelques accidents d'intoxication, une guérison presque subite des quintes,— bien que le médicament n'ait pas été continué.

Observation XV

(Service de M. le professeur Grancher)

Henri D.,. âgé de 2 ans 1/2. Entré le 24 octobre 1898, salle Bouchut, lit n° 23.

Mère bien portante. Père probablement tuberculeux, a eu des hémoptysies.

La mère a eu quatre fausses couches.

Né à terme. Elevé au biberon avec du lait de vache, à la campagne jusqu'à l'âge de 17 mois. Revenu de nourrice bien portant.

Rougeole au mois de novembre de l'année dernière ; depuis lors tousserait un peu.

L'enfant a la coqueluche et tousse en quintes avec reprises nette depuis deux jours.

25 octobre. — Bromoforme VIII gouttes.

Le 26. — 23 quintes avec une moyenne de 5 reprises par quinte. Bromoforme X gouttes.

Les jours suivants on augmente régulièrement la dose de bromoforme de II gouttes par jour. Pendant une dizaine de jours le nombre des quintes reste sensiblement le même et leur violence diminue peu.

Le 6 novembre. — Il y en a encore 19 par 24 heures avec 4 reprises. L'enfant prend alors XXXII gouttes de bromoforme.

On cesse d'augmenter la dose jusqu'au 16 novembre, et on laisse au malade XXXII gouttes du médicament. Pendant ce temps les quintes diminuent un peu de nombre et d'intensité. Le 16, il y en a 12 avec 4 reprises.

Le 17. — 13 quintes, 4 reprises. Bromoforme XXXIV gouttes.

Le 18. — 14 quintes, 3 reprises, Bromoforme XXXVI gouttes.

Le 19. — 12 quintes, 3 reprises. Bromoforme XXXVIII gouttes.

Le 20. — Bromoforme XL gouttes.

Le nombre de quintes tombé à 8 et celui des reprises à 2.

Le 21. — On reste à XL gouttes de bromoforme. 6 quintes, 1 reprise.

Les jours suivants on n'augmente pas le médicament dont la dose est maintenue à XL gouttes. Le 23, les reprises disparaissent. L'enfant ne tousse plus que 2 ou 3 fois dans la journée. Le 26 il est complètement guéri, et quitte l'hôpital le 30.

Remarque. — Les quintes ont cédé assez rapidemeut lorsqu'on a atteint la dose de XL gouttes. Comme l'enfant n'a pas présenté de signes d'intoxication, peut-être aurait-on obtenu un résultat plus rapide en ne maintenant pas le bromoforme à la dose de XXXII gouttes pendant une dizaine de jours avant de continuer à l'augmenter progressivement jusqu'à XL.

OBSERVATION XVI

(Service de M. le professeur Grancher)

Aurélie A... âgée de 7 ans. Entrée le 31 octobre 1898, salle Parrot, lit n° 11.

Comme tout renseignement on sait qu'elle est atteinte de coqueluche depuis quelques jours.

1ᵉʳ novembre. — Bromoforme XX gouttes, 16 quintes avec 3 ou 4 reprises.

On augmente le bromoforme de V gouttes par jour. Pendant quelques jours le nombre et l'intensité des quintes varient peu.

Le 9. — Bromoforme LX gouttes. 13 quintes. Il n'y a plus qu'une ou 2 reprises.

Le 10. — Bromoforme LXV gouttes, 11 quintes. Dans la journée un peu plus de somnolence.

On cesse le bromoforme pendant deux jours ; et on le reprend le 13 à la dose de L gouttes.

Le 14. — Bromoforme LV gouttes. 11 quintes.

On reste à cette dose de LV gouttes pendant six jours. Le
nombre des quintes est de 10 environ par 24 heures.

Le 20. — Bromoforme LX gouttes, 9 quintes peu fortes, 1 à
2 reprises.

On maintient la dose à LX gouttes par jour jusqu'au 1ᵉʳ décembre. Le nombre des quintes est de 7 à 8, avec toujours une
ou deux reprises.

Puis on augmente de nouveau le bromoforme.

Le 2 décembre. — Bromoforme LXV gouttes. 7 quintes.

Le 3. — Bromoforme LXX gouttes. 7 quintes.

Le 4. — Bromoforme LXXV gouttes.

Il y a encore 5 quintes, mais les reprises disparaissent.

Le 5. — Bromoforme LXXX gouttes, 4 quintes, pas de reprises.

On cesse d'augmenter le bromoforme. L'enfant, les jours
suivants, tousse une ou deux fois dans la journée, mais sa
toux n'a plus aucun caractère coqueluchial.

Le 11, la malade peut être considérée comme guérie. On lui
donne encore, par mesure de précaution, du bromoforme
pendant quelques jours, en baissant la dose de V gouttes par
jour. Le 18 elle quitte l'hôpital absolument guérie.

Remarque. — Cette coqueluche prise à peu près au
début a été guérie en 39 jours. Peut-être le résultat
aurait-il été plus rapide encore si l'on était resté moins
longtemps aux doses de LV et LX gouttes, avant de continuer à augmenter.

OBSERVATION XVII.
(Service de M. le professeur Grancher).

Marius A... âgé de 20 mois. Entre le 10 octobre 1898, salle
Bouchut, lit n° 11.

Parents bien portants, 5 enfants dont 3 morts de méningite.

Nourri au sein par la mère jusqu'à 19 mois ; tétées mal réglées.

Première dent à 9 mois ; a commencé à marcher à 13 mois,

Cet enfant tousse depuis trois semaines, un peu de fièvre le soir ; pas de vomissements. On trouve un peu de matité dans la moitié gauche de l'espace interscapulaire, et l'on se demande s'il ne s'agit pas d'adénopathie trachéo-bronchique.

12 octobre. — L'enfant tousse nettement en quintes, mais n'a pas de reprises. Malgré cela on soupçonne la coqueluche et l'on commence le traitement par le bromoforme. Température normale.

Bromoforme VI gouttes. 8 quintes.

On augmente progressivement le médicament de II gouttes tous les jours. Pendant une vingtaine de jours le traitement paraît avoir peu d'effet. Le nombre de quintes reste à peu près le même

2 novembre. — Bromoforme XLVIII gouttes, 5 quintes. Le soir la température jusque-là normale monte à 38°6, mais dès le lendemain matin retombe à 37°.

Le 3. — Un peu de somnolence. On baisse la dose de bromoforme à XLV gouttes et on l'y maintient les jours suivants.

La somnolence n'a pas persisté. Le nombre des quintes est encore de 6 à 7 en moyenne, toujours sans reprise, mais elles sont beaucoup moins violentes qu'au début.

Le 10. — La température s'élève un peu, oscille pendant deux jours entre 37° et 38°. et le 13, au soir monte à 39°. Le malade prend toujours XLV gouttes de bromoforme, et a 5 ou 6 quintes.

Le 14. — Température : matin 37°,4 ; soir 40°. On ne trouve absolument rien, malgré un examen minutieux du malade pour expliquer cette fièvre.

Le 5. — Température : matin 38°4, soir 39°,2. 7 quintes.

Le 16. — On prescrit 0 gr. 15 centig. de calomel, et l'on cesse pour ce jour-là seulement le bromoforme.

Température : matin 39°,1 ; soir 38°,5.

Le 17. — Bromoforme XLV gouttes.

La température se maintient à 38°.

Le 18. — Température : matin 37°,6 ; soir 39°.

Le lendemain la température retombe à la normale ; et reste telle pendant quatre jours. L'enfant continue à prendre ses XLV gouttes de bromoforme. Les quintes au nombre de 6 à 7 sont peu intenses.

Le 23. — Nouvelle ascension thermique à 39° qui persiste pendant quatre jours. A part un peu de coryza, on ne trouve toujours aucune cause apparente à cette fièvre.

Le 26. — En présence de cet état on cesse le bromoforme.

Le lendemain la courbe thermique redescend à 37° et s'y maintient les jours suivants. Le petit malade tousse encore quatre ou cinq fois par vingt-quatre heures pendant quelques jours. et le 1ᵉʳ décembre la toux disparaît complètement.

Il quitte l'hôpital le 11 décembre complètement guéri.

OBSERVATION XVIII

(Observation prise en ville).

J..., rue du Plâtre n° 2. Agé de 3 ans.

Dans ses antécédents à signaler seulement une congestion pulmonaire.

Actuellement il est atteint de coqueluche et tousse en quintes, avec reprises nettes, depuis une quinzaine de jours. La mère dit qu'il a environ une quinte toutes les heures. Le nombre des reprises est en moyenne de 10 par quinte. Vomissements après les quintes.

Pas de température. Sonorité normale du thorax. Râles sibilants et ronflants disséminés dans toute la poitrine. Un peu de souffle à la base gauche.

On prescrit des cataplasmes sinapisés et la potion suivante :

Numéro d'ordre	Age du malade	Nombre de jours entre le début de la maladie et le commencement du traitement	Nombre de quintes par 24 h. au début du traitement	Dose initiale exprimée en gouttes	Dose maxima exprimée en gouttes	Rapport de la dose maxima à la dose initiale	Durée de la maladie après le début du traitement	Dose totale exprimée en grammes	Nombre de jours pendant lesquels a été prise la dose totale	Phénomènes d'intoxication	Terminaison
				GOUTTES	GOUTTES		JOURS	GR.			
Obs. I....... 8 mois		»	12	4	12	3	19	4 10	20	»	Guérison.
Obs. II..... 6 ans		8	20	24	78	3 25	17	24 10	15	Somnolence à la dose de 78 gouttes.	Guérison,
Obs. III.... 4 ans 1/2		8	28	18	80	4 50	22	31 50	23	Somnolence à la dose de 56 gouttes.	Guérison.
Obs. IV..... 3 ans		15	18	12	66	5 50	21	20 40	20	Somnolence, torpeur, pâleur de la face et strabisme à la dose de 66 gouttes.	Guérison.
Obs. V..... 2 ans		15	17	8	40	5	»	13 10	19	»	Mort de broncho-pneumonie
Obs. VI..... 3 ans		40	14	12	30	2 50	11	8 8	12	»	Guérison.
Obs. VII.... 3 ans		15	10	12	66	5 50	»	20 20	19	»	Sorti avant guérison.
Obs. VIII... 7 ans 1/2		21	8	28	56	2	16	19 70	15	»	Guérison.
Obs. IX.... 2 ans		15	17	8	46	5 75	24	20 50	25	»	Guérison.
Obs. X ..... 3 ans 1/2		8	14	12	66	5 50	»	20	19	Somnolence à la dose de 45 gouttes	Sorti en cours de traitement.
Obs. XI .... 5 ans		21	14	20	100	5	»	66 10	45	Somnolence à la dose de 100 gouttes.	Echec de la médication.
Obs. XII.... 10 mois		»	18	4	14	3 50	15	4	16	»	Guérison.
Obs. XIII... 9 mois		15	10	4	34	8 50	»	22 60	40	»	Echec de la médication.
Obs. XIV... 3 ans		»	10	12	58	5	17	16 20	17	Sommeil à la dose de 58 gouttes	Guérison subite
Obs. XV.... 2 ans 1/2		2	23	8	40	5	31	28 70	37	»	Guérison.
Obs. XVI... 7 ans		»	20	20	80	4	39	66 80	43	Somnolence à la dose de 65 gouttes.	Guérison.
Obs. XVII.. 20 mois		21	8	6	48	8	50	41 30	43	Somnolence à la dose de 48 gouttes.	Guérison.
Obs. XVIII. 3 ans		15	23	12	45	3 75	38	30 70	34	Eruption cutanée à la dose de 45 gouttes)	Guérison.
Obs. XIX... 4 ans		15	12	16	64	4	23	48 10	38	»	Guérison.
Obs. XX.... 2 ans 1/2		15	12	12	44	3 75	23	23	25	»	Guérison.

Bromoforme............ XC gouttes.
Huile d'amande douces.. ⎰
Gomme arabique........ ⎱ ââ 5 gr.
Eau de laurier cerise.... 4 gr.
Julep gommeux........ Q. S. pour 150 gr.

Chaque cuiller à café contient III gouttes de bromofor-me. Il est ainsi facile d'en régler la dose.

25 octobre. — Bromoforme XII gouttes. Il y a 23 quintes avec dix reprises environ.

On augmente la dose de bromoforme de III gouttes tous les jours (une cuiller à café de la potion).

Le 27. — Bromoforme XVIII gouttes.

22 quintes et 6 reprises. Amélioration de la bronchite.

Les jours suivants le nombre des quintes reste à peu près stationnaire, mais l'état général est bon. L'enfant mange avec appétit, et ne vomit plus ses aliments après les accès de toux.

3 novembre. — Bromoforme XXXIX gouttes. 18 quintes. Leur violence est déjà très atténuée, et le nombre des reprises n'est plus que de 3 à 4.

Le 7. — Bromoforme XLV gouttes. 20 quintes. Constipation, purgation avec un peu d'huile de ricin.

On cesse d'augmenter le médicament qu'on laisse les jours suivants à la dose de XLV gouttes. Le nombre des quintes tombe assez rapidement à 13. Il y a encore 2 ou 3 reprises.

14. — Bromoforme XLV gouttes. 12 quintes. L'enfant va bien mieux; les quintes sont beaucoup moins violentes. La mère est surprise de la rapidité avec laquelle s'est faite l'amélioration depuis quelques jours.

Mais on constate sur les mains, les poignets, les avant-bras et la figure une éruption de vésicules reposant sur des taches érythémateuses. Cette éruption est accompagnée de déman-geaisons.

Le 15. — On commence à diminuer le bromoforme (XLII gouttes). 11 quintes.

Le 16. — Bromoforme XXXIX gouttes. 12 quintes.

Le 17.—L'éruption augmentant d'intensité on cesse le médicament pendant quelques jours. Le nombre des quintes reste à 12 par vingt-quatre heures.

Le 21. — L'éruption a disparu en grande partie; il ne reste plus que quelques papules.

Ou recommence le bromoforme à la dose de XVIII gouttes, et on augmente de nouveau de III gouttes par jour.

Le 23.—Bromoforme XXIV gouttes. 9 quintes, une ou deux reprises.

Le 24.— Bromoforme XXVII gouttes, 9 quintes. Les reprises ont disparu.

Les jours suivants l'enfant tousse encore 6 ou 7 fois dans la journée, mais n'a plus de reprises.

Le 27.— On est arrivé à XXXVI gouttes de bromoforme. On cesse d'augmenter cette dose qui est maintenue pendant quelques jours, et le 2 décembre l'enfant est complétement guéri.

OBSERVATION XIX
(Service de M. le professeur Grancher).

Raymond R..., âgé de 4 ans. Entré le 7 novembre 1898, salle Bouchut, lit n° 15.

Rien à signaler dans les antécédents. Cet enfant tousse depuis huit ou dix jours, beaucoup plus la nuit que le jour. L'appétit est très diminué; pas de vomissements.

Le 14 novembre.— Quintes de coqueluche caractéristiques. 12 par jour.

Le 15. — 10 quintes, 4 reprises. Bromoforme XVI gouttes.

Les jours suivants on augmente la dose de bromoforme de IV gouttes par jour. Le nombre des quintes reste à 10 en moyenne avec 6 à 7 reprises.

Le 24. — Bromoforme L gouttes, 6 quintes et 2 reprises.

On reste à cette dose pendant une huitaine de jours. Le nombre et la violence des quintes ont beaucoup diminué : 5 à 6 avec 2 reprises environ.

Le 3 décembre. — Bromoforme LIV gouttes. Les reprises disparaissent. L'enfant tousse encore trois ou quatre fois dans la journée.

On continue à augmenter la dose de bromoforme de IV gouttes pendant quelques jours, jusqu'à LXIV gouttes.

Le 10. — L'enfant ne tousse plus du tout, et est complétement guéri.

Néanmoins on continue le bromoforme jusqu'à sa sortie de l'hôpital en diminuant la dose de IV gouttes par jour.

Il quitte le service le 25 décembre.

OBSERVATION XX

(Service de M. le professeur Grancher).

Henri V..., âgé de 2 ans et demi. Entré le 26 décembre 1898, salle Bouchut, lit n° 11.

Rien à signaler dans les antécédents héréditaires.

Né à terme. Nourri au sein par la mère. A l'âge de 10 mois, bronchite, et rougeole à 14 mois. Depuis l'enfant se portait très bien.

Actuellement il tousse depuis une quinzaine de jours. Il vomit souvent après les quintes. Celles-ci sont très nettes avec reprises. Cet enfant présente aussi des ecchymoses sous-conjonctivales.

Le 27 décembre. — 12 quintes, 6 reprises. Bromoforme XII gouttes.

On augmente cette dose de II gouttes par jour. L'intensité des quintes diminue rapidement; au bout d'une dizaine de jours de traitement il n'y a plus que deux reprises par quinte en moyenne.

Le 13 janvier. — 5 quintes, 2 reprises. Bromoforme XLIV gouttes.

Cette dose est maintenue les jours suivants. Le 18 janvier il n'y a plus que 3 quintes et 1 reprise.

Le 19. — Les quintes et les reprises cessent. L'enfant tousse encore une ou deux fois sans caractères. Le 22 il quitte l'hôpital complètement guéri.

EXPOSÉ DU TRAITEMENT

Préparation pharmaceutique. — Les auteurs qui se sont occupés du traitement de la coqueluche par le bromoforme ont tous accordé une très grande importance au mode d'administration du médicament. Et cela parce qu'un grand nombre des accidents observés ont été causés par une préparation pharmaceutique défectueuse. L'écueil est la très faible solubilité du bromoforme dans l'eau.

Stepp et après lui beaucoup de médecins ont employé le bromoforme dissous dans l'eau à la faveur d'une certaine quantité d'alcool. Mais le danger de cette méthode est de précipiter au fond de la bouteille, par un excès d'eau le médicament d'abord dissous par l'alcool. Sa répartition dans la potion devient très inégale et les dernières cuillerées peuvent en contenir une dose toxique.

Stepp et Lœwenthal, pour obvier à cet inconvénient l'ont donné à l'état pur, par gouttes, dans une cuillère contenant un peu d'eau, sucrée ou non.

Chez l'adulte on l'a surtout administré sous forme de capsules.

Nauwelaers le premier a préconisé la potion gommeuse, comme étant mieux à même d'assurer l'égale répartition du médicament. Il prescrivait la préparation suivante :

Bromoforme.. ... .   XX gouttes
Alcool ... .   10 gr.
Mucilage de gomme adragante } āā 60 gr.
Sirop de tolu. .. .. }

Il recommande d'avoir bien soin d'agiter la bouteille avant l'administration de son contenu, afin d'assurer la stabilité de l'émulsion.

Aujourd'hui la plupart des médecins emploient le bromoforme sous cette forme. Les formules se ressemblent à quelques détails près.

M. Gay a établi une formule adoptée par le professeur Grasset, de Montpellier, ainsi conçue :

Bromoforme...	1 gr. 20 (XLV gouttes)
Huile d'amandes douces	15 gr.
Gomme arabique pulv...	10 gr.
Sirop d'écorces d'oranges amères ou de menthe.	30 gr.
Eau	65 gr.

On commence par dissoudre le bromoforme dans l'huile et on fait l'émulsion. Une cuiller à café de cette potion contient 5 centigr. de bromoforme, une cuiller à soupe 15 centigr.

M. Marfan a cherché assez longtemps une bonne formule pour l'administration du bromoforme aux enfants. Il a fini par s'arrêter à la suivante :

Bromoforme....... ..	XLVIII gouttes
Huile d'amandes douces Gomme arabique... . }	âà 15 grammes
Eau de laurier de cerise.	4 gr.
Eau distillée..	Q. S. pour faire 120 cent. cubes

Mélanger d'abord le bromoforme et l'huile et agiter fortement ; puis ajouter le reste.

Une cuillerée à café renferme deux gouttes de bromoforme.

C'est sous cette forme que le médicament a été donné, dans le service de M. le professeur Grancher, aux enfants dont il est question dans les observations qui ont servi de point de départ à ce travail.

C'est une émulsion huileuse. Le bromoforme étant assez soluble dans l'huile, — puisque nous avons pu en faire une solution à 1/10 pour nos recherches chez les animaux, — dans cette préparation, la plus grande partie du bromoforme dissous par l'huile est maintenu en suspension dans les gouttelettes huileuses; le surplus, non dissous, est émulsionné en nature, à la faveur de l'huile. Mais le bromoforme a toujours tendance par le repos à se rassembler au fond du récipient, et il importe d'agiter la préparation avant de l'administrer si l'on veut ne pas s'exposer aux différents accidents signalés au chapitre de toxicologie. Il suffit d'ailleurs d'agiter même légèrement pour reproduire l'émulsion intégrale, lorsque la potion a été préparée consciencieusement.

Sous cette forme le bromoforme n'est pas désagréable au goût, et les enfants l'acceptent très volontiers. Celui que nous avons traité en ville réclamait souvent à sa mère sa potion qu'il trouvait très bonne et prenait avec plaisir.

Nous avons voulu nous rendre compte de la valeur de cette émulsion au point de vue de l'absorption du bromoforme dans le tube digestif.

M. Richaud, pharmacien en chef à l'hospice d'Ivry, a bien voulu s'intéresser à cette question, et rechercher dans les selles de plusieurs enfants la proportion de bromoforme qui traverse l'appareil digestif sans être absorbé.

Il a employé pour cela un procédé calqué sur celui qui sert à la recherche du chloroforme en toxicologie, et qui est basé sur la décomposition de ce corps sous

l'influence de la chaleur en chlore et en acide chlorhy-
drique. Le bromoforme se décompose dans les mêmes
conditions en brome et acide bromhydrique qu'on re-
çoit dans une solution de nitrate d'argent employé en
excès.

Toutefois le bromoforme bouillant à une température
beaucoup plus élevée que le chloroforme et sa tension de
vapeur étant beaucoup plus faible pour une même température, il est nécessaire de déterminer l'entraînement
à une température plus élevée.

Dans le cas du chloroforme, il suffit d'élever à 40° la
température du bain-marie dans lequel repose le ballon
contenant les matières. Dans le cas du bromoforme,
pour que l'opération marche bien, il faut porter à 60°
ou 70° la température de l'eau du bain-marie. Dans ces
conditions, et en réglant convenablement la vitesse
d'écoulement de l'eau de l'aspirateur, cette méthode
donne d'assez bons résultats. Toutefois on ne parvient
jamais à recueillir la quantité absolument théorique de
bromure d'argent.

En appliquant cette méthode à la recherche du bromoforme dans les selles de deux enfants soumis au
traitement depuis un certain temps déjà, M. Richaud a
trouvé les résultats suivants :

1re *Analyse*. — Il s'agit d'un enfant ayant pris LXXX
gouttes de bromoforme, c'est-à-dire environ 2 gr. 40 en
24 heures. L'examen a porté sur les selles de 24 heures
également. Le bromure d'argent recueilli, lavé, dessé-
ché et chauffé au creuset de porcelaine, en prenant
toutes les précautions d'usage, pesait 0 gr. 187 correspondant à 0 gr. 0817 de bromoforme.

2e *Analyse*. — L'enfant a pris L gouttes de bromoforme en 24 heures. L'examen des selles a été fait dans

les mêmes conditions. Le poids de bromure d'argent trouvé à l'analyse était 0 gr. 086 correspondant à 0 gr. 0376 de bromoforme.

Il y aurait donc eu dans le premier cas 96 0/0 de bromoforme absorbé, et dans le second cas 97 0/0.

Il convient pourtant de faire quelques réserves. On sait en effet que le procédé employé n'est pas, au point de vue quantitatif, d'une exactitude absolue. En second lieu, les matières fecales n'ont pas été examinées immédiatement après leur émission. Dans le premier cas elles ont été recueillies dans un bassin à large surface et sont restés exposées au contact de l'air pendant plusieurs heures; dans le second cas, au contraire, elles ont été immédiatement enfermées dans un flacon bouché et cacheté à la cire. Or, la tension de vapeur du bromoforme, même à la température ordinaire, est assez élevée et il est vraisemblable qu'une certaine quantité a pu disparaître par évaporation. Enfin il est presque impossible de recueillir intégralement pour les soumettre à l'analyse les matières fécales émises.

Cependant, malgré ces causes d'erreur, l'écart doit être minime et les chiffres obtenus permettent de conclure que administré aux doses et dans les conditions précédemment indiquées, le bromoforme est presque complètement absorbé par le tube digestif.

Nous avons dit que ces deux enfants dont les selles ont été examinées, étaient au traitement bromoformé depuis un certain nombre de jours déjà (15 à 25). Les analyses précédentes permettent donc d'affirmer que le médicament est absorbé à peu près en totalité au fur et à mesure de son administration, et qu'il n'y a pas à craindre d'accumulation des doses, c'est-à-dire d'entassement dans les voies digestives pouvant donner lieu à

4

un moment donné à l'absorption d'une dose toxique cause d'accidents.

Pour nous rendre compte de l'absorption de la préparation dans le tube digestif d'une façon plus exacte nous avons prié M. Richaud de faire la 3° analyse suivante.

A un adulte, atteint de bronchite, et n'ayant pas encore pris de bromoforme, nous avons donné XX gouttes de ce médicament (Formule de M. Marfan). Les selles des 24 heures suivantes ont été recueillies avec toutes les précautions désirables et examinées par M. Richaud qui n'y a pas trouvé de traces de bromoforme. Dans ce cas la totalité du remède a donc été absorbée.

Mode d'administration et doses. — Nous avons administré le médicament d'après les règles établies par M. Marfan dans son article de la *Revue des maladies de l'enfance*. C'est-à-dire que, comme dose quotidienne initiale nous avons prescrit, au-dessous de 5 ans, autant de fois IV gouttes, que l'enfant avait d'années.

De 5 à 10 ans, il recommande de débuter à la dose de XX gouttes.

Cependant on peut voir, en se reportant aux observations, que chez un enfant de 6 ans on a donné une dose initiale de XXIV gouttes, et chez un enfant de 7 ans 1/2 une dose initiale de XXVIII gouttes, sans inconvénient.

Dans son article M. Marfau écrivait : « Ce sont là des doses initiales ; on doit les augmenter *progressivement de II à IV gouttes par jour jusqu'à les doubler* ; on peut même aller plus loin en surveillant le malade ».

D'une façon générale, sur les conseils de M. Renault, nous avons augmenté progressivement et rapidement la dose de bromoforme d'autant de gouttes par jour que l'enfant avait d'années, quitte à supprimer, maintenir

ou baisser la dose si des menaces d'intoxication se faisaient sentir. Avec cette règle de conduite, la plus haute
dose quotidienne que nous avons donnée est de cent
gouttes chez un enfant de 5 ans dont la dose initiale
avait été de XX gouttes. Dans ce cas nous avons quintu-
plé la dose de début, sans accident.

Chez un enfant de 9 mois, ayant débuté à VI gouttes,
nous sommes arrivés à faire prendre par jour XXXVI
gouttes de bromoforme, c'est-à-dire 8 fois 1[2 la dose primitive, sans accident.

En consultant les observations, ou le tableau analy-
tique qui leur fait suite, on verra que nous avons donné
quotidiennement LXXX gouttes à un enfant de 4 ans 1[2,
LXVI gouttes à deux enfants de 3 ans, XLVI gouttes à un
enfant de 2 ans, XLVIII gouttes à un enfant de 20 mois,
etc.

Si nous nous reportons à la thèse soutenue en 1896
par M. Michailowitch, où il publie les observations recueillies alors dans le service de M. le professeur Grancher, nous voyons que les doses quotidiennes maxima
ont été de X gouttes chez un enfant de 18 mois ; de X,
XVI, XX et XXII gouttes chez 4 enfants de 2 ans 1[2, de
XXII gouttes chez 2 enfants de 4 ans et 4 ans 1[2.

Nous avons donc pu, sans accident sérieux, donner
des doses bien plus élevées, puisque, la dose initiale
étant la même, alors qu'on n'osait guère que la doubler,
nous avons pu souvent la tripler, la quadrupler, la quin-
tupler et même arriver à 8 fois et 8 fois 1[2 cette dose.

Pour se rendre compte exactement de la quantité de
bromoforme administrée, il est bon de savoir ce que
représentent en grammes un nombre de gouttes donné.
Or les auteurs ont donné des chiffres un peu différents, va-
riant probablement avec les divers compte-gouttes em-

ployés. Avec le compte-goutte normal calibré à 3 milli-
mètres, chaque gramme de bromoforme en contient 37
gouttes.

Si nous faisons les moyennes des doses signalées dans
les observations que nous avons recueillies, nous obte-
nons les doses maxima suivantes.

Jusqu'à un an. . . 18 gouttes 0 gr. 48 centigr.
De 2 ans à 4 ans . . 58 gouttes 1 gr. 55 centigr.
De 4 » à 5 ». . . 72 gouttes 1 gr. 90 centigr.
De 5 » à 8 ». . . 80 gouttes 2 gr. 15 centigr.

On voit que ces doses sont beaucoup plus élevées
que celles que l'on a données généralement, et que
M. Gay a indiquées dans le *Bulletin de pharmacie du Sud-
Est.*

Au-dessous de 2 ans . . . . . 5 à 10 centigr.
De 2 ans à 4 ans. . . . . . . 10 à 15 centigr.
De 4 ans à 8 ans. . . . . . . 15 à 30 centigr.
Adultes. . . . . 1 à 1 gr. 50.

Stoos et Théodor ont conseillé de ne pas employer le
bromoforme chez les enfants âgés de moins d'un an.
Stoos incrimine, à cet âge, ses effets hypnotiques intenses, Stepp, au contraire, prétend qu'on peut l'administrer à tout âge avec un égal succès. M. Marfan l'a
prescrit chez un nourrisson de 7 mois qui l'a très bien
supporté. Il indique les doses suivantes : « Au-dessous
de 6 mois la dose quotidienne pourra être de II à
III gouttes ; de 6 mois à un an de III à IV gouttes ».

En consultant nos observations, nous relevons les
3 cas suivants :

1° Enfant de 8 mois : A pris du bromoforme pendant
vingt jours ; dose initiale IV gouttes, dose maxima

XII gouttes. Coqueluche de moyenne intensité guérie en dix-neuf jours sans accident.

2° Enfant de 9 mois : A pris du bromoforme pendant quarante jours ; dose initiale IV gouttes, dose maxima XXXIV gouttes. Pas de menaces d'intoxication.

3° Enfant de 10 mois : A pris du bromoforme pendant seize jours ; dose initiale, IV gouttes, dose maxima XIV gouttes. Coqueluche assez intense guérie en quinze jours, sans accident.

Nous croyons donc pouvoir affirmer que les nourrissons supportent la médication bromoformée aussi bien que les enfants plus âgés. C'est même chez l'un d'eux, âgé de 9 mois (Observ. XIII) que nous avons atteint la dose proportionnelle la plus élevée, soit XXXIV gouttes ou 8 fois 1/2 la dose primitive.

M. Marfan ajoute : « Dans tous les cas, la dose quotidienne doit être fractionnée en trois prises. » Nous sommes même d'avis qu'il vaut mieux la fractionner davantage et la répartir en six fois, au moins, dans les vingt-quatre heures et non dans la journée.

Autrefois, à l'hôpital des Enfants-Malades, les potions bromoformées, préparées par le pharmacien après la visite, étaient administrées aux enfants entre midi et 8 heures du soir. C'est à cette époque qu'ont eu lieu les cas d'intoxication qui ont présenté quelques symptomes graves. M. Renault, alors chef de clinique, a fait changer le mode d'administration du médicament : la potion est donnée aussi régulièrement que possible en un certain nombre de fois, six au minimum, dans les vingt-quatre heures, de midi à midi. De cette façon, sans être absolument à l'abri des accidents, il semble qu'on puisse plus facilement les éviter, la dose restant la même par jour, qu'avec l'ancienne méthode.

Effets de la médication. — D'une façon générale nous avons obtenu, avec ce mode de traitement, d'excellents résultats, comme le prouvent les observations que nous publions. Nous ne pouvons que confirmer les faits observés par M. Marfan, en 1896. Il se produit parfois, pendant quelques jours, une légère aggravation des quintes ; puis, bientôt, leur nombre s'abaisse, leur violence s'atténue beaucoup. Souvent les vomissements disparaissent et l'appétit revient.

Cette heureuse influence du bromoforme sur le nombre et la violence des quintes est affirmée par tous les auteurs qui l'ont employé ; le bromoforme est un excellent médicament symptomatique à opposer à la coqueluche. Mais les avis divergent lorsqu'il s'agit de savoir si la durée normale de la maladie est diminuée ou non, si le bromoforme fait plus qu'en atténuer les symptômes et est capable d'en enrayer l'évolution. Stepp et Lœwenthal ont affirmé que la durée de la coqueluche était raccourcie ; ce dernier auteur a même cité des observations à l'appui de ce fait. Burton-Fauning considérait le bromoferme comme un spécifique de la coqueluche, à tel point qu'il s'en servait comme pierre de touche dans les cas douteux. M. Marfan, au contraire, malgré les bons effets obtenus avec le bromoforme, ne peut, d'après les faits qu'il a observés en 1896, confirmer l'assertion des auteurs précédents.

Onze fois dans nos observations nous avons pu noter approximativement, d'après le récit des parents des enfants, le début de la maladie. Et ceci nous permet de confirmer l'opinion de M. Marfan, que la médication paraît agir d'autant mieux qu'elle est appliquée plus près du début de la maladie. Dans 3 cas, le traitement a été institué le deuxième, le troisième et le huitième jour

et nous trouvons comme durée totale de ces coqueluches trente-trois jours et deux fois vingt-cinq jours.
Une coqueluche traitée pour la première fois vers le
quarantième jour (obs. VI) a bien été guérie après onze
jours de traitement, mais la durée totale n'en a pas
moins été de cinquante et un jours environ. Dans un
cas (obs, XVII) la toux n'a cédé qu'après cinquante
jours de traitement et la durée totale paraît avoir été
de soixante-dix jours environ. Dans les autres cas, la
duré totale moyenne a été de quarante jours.

Ces chiffres nous permettent de croire que, dans la
plupart des cas, la maladie a été réellement raccourcie,
dans des proportions variables. Mais, nous n'oserions
pas affirmer fermement ce fait, car la durée de la coqueluche normale avec ses trois périodes varie beaucoup.
On peut dire, d'une façon générale, qu'elle est en
moyenne de cinquante à soixante jours ; seulement il y
a des coqueluches qui guérissent d'elles-même en trois
semaines environ, et les cas les plus longs peuvent
compter jusqu'à quatre mois et plus.

Nous avons remarqué que souvent la disparition des
reprises, qui survient ordinairement la première et une
diminution notable du nombre des quintes coïncidaient
avec les premiers phénomènes d'intoxication, c'est-à-
dire avec la somnolence. Il semble que pour obtenir
rapidement la sédation de la toux convulsive, il faille
atteindre la dose toxique ou s'en approcher très près.
Si la somnolence passe inaperçue, si l'on dépasse la
dose toxique minima qui la produit, l'enfant tombe
dans un sommeil plus ou moins profond et les accidents
sont à craindre.

L'observation II est très instructive à ce sujet : un
enfant de 6 ans prenant par jour LXXVIII gouttes de

bromoforme est un peu somnolent ; les reprises disparaissent et le nombre des quintes baisse notablement.
Malgré cette menace, on maintient la dose à LXXVIII
gouttes. Cinq jours après, il s'endort assez brusquement
un matin, et reste dans cet état pendant toute la journée.
Malgré ce sommeil, l'enfant s'éveillait facilement quand
on l'appelait, faisait la conversation et ne paraissait nullement souffrant. On cesse alors le médicament et les
quintes disparaissent complètement dans les deux jours
qui suivent.

Les observations IV et XIV nous montrent aussi des
enfants chez lesquels la somnolence n'a pas existé ou
est passée inaperçue et qui, un beau jour, se sont en-
dormis profondément avec quelques phénomènes
inquiétants. Dans ces deux cas encore, les quintes ont
cessé dans les deux ou trois jours qui ont suivi l'intoxication.

Par contre, cet enfant de 9 mois (obs. XIII), auquel
nous avons donné sans succès, pendant longtemps, les
doses très élevées pour son âge de XXX et XXXIV
gouttes, n'a jamais présenté le moindre phénomène
d'empoisonnement.

M. Marfan dit n'avoir obtenu aucun effet du bromoforme dans trois cas. A nous également, il nous a paru
deux fois avoir échoué, mais dans des conditions parti-
culières qui méritent d'être signalées :

Le 1er est celui d'un enfant de 5 ans (obs. XI) qui
était à peu près guéri d'une coqueluche d'intensité
moyenne après un traitement méthodique de un mois.
L'enfant ayant eu alors de la somnolence et des menaces d'intoxication, on cessa brusquement le bromoforme qui était à la dose assez élevée de C gouttes. Les
reprises qui avaient cessé depuis quelques jours réappa-

rurent deux jours après, et le traitement ne parut plus avoir grande prise sur elles. Il est vrai que l'on constata quelques jours plus tard des signes de bronchite et d'emphysème pulmonaire qui étaient venus compliquer les coqueluche, et dont la présence n'est peut-être pas étrangère à l'échec du traitement.

Le second est celui d'un enfant de 9 mois (obs. XIII), dont la toux paraissait peu modifiée à sa sortie de l'hôpital, après 40 jours de traitement intense. Mais, si l'on remarque que, même au début, cet enfant, pendant ses quintes de toux, n'a jamais eu une seule reprise caractéristique, l'on est en droit de se demander s'il s'agissait bien d'une coqueluche et s'il n'y a pas eu erreur de diagnostic.

Quant à l'influence de ce traitement sur les complications broncho-pulmonaires, elle ne nous a pas paru très sensible. Dans le service de M. le prof. Grancher, grâce aux mesures d'isolement et d'antisepsie qui sont rigoureusement prises, la broncho-pneumonie survenant au cours de la coqueluche est exceptionnelle, et il serait téméraire d'attribuer au bromoforme, cet heureux résultat. Nous n'avons observé chez les coquelucheux que nous avons suivi qu'un seul cas net de broncho-pulmonie (Obs. V) qui, après avoir traîné en longueur quelque temps, a fini par faire mourir l'enfant.

Nous tenons à faire remarquer que cet enfant n'a pas contracté cette complication dans le service; il avait déjà de la bronchite et de la broncho-pneumonie (38°) à son entrée.

On a dit que si l'on cessait brusquement, ou même si l'on diminuait notablement la dose de bromoforme, pour une raison quelconque, on avait chance d'assister à une recrudescence ou à une reprise des quintes,

·selon qu'elles étaient atténuées ou abolies. Nous n'avons observé cette rechute que dans un cas à la suite de la suppression brusque du médicament qui avait occasionné un peu de somnolence (Obs. XI), et dans ce cas les quintes, bien que les reprises aient disparu, n'avaient pas complètement cessé.

Chez les trois enfants dont la coqueluche a cédé rapidement à un commencement d'intoxication, les quintes n'ont pas réapparu malgré la suppression brusque du bromoforme ; l'un d'eux n'a quitté l'hôpital que douze jours après les accidents et a été surveillé avec soin pendant ce temps.

Chez presque tous les autres, le médicament a été supprimé aussitôt après la disparition des quintes et nous n'avons jamais vu de rechute. Il est vrai que les enfants quittaient l'hôpital dans les quelques jours qui suivaient et qu'on ne les revoyait pas dans la suite.

Aussi, croyons-nous qu'il est préférable, comme nous l'avons fait dans deux ou trois cas, de diminuer progressivement la dose après la guérison, — au lieu de l'enlever du jour au lendemain. On peut, par exemple, comme dans l'observation XIX, pendant 10 à 15 jours, diminuer d'autant de gouttes par jour que l'on augmentait précédemment. De cette façon, l'on est plus sûr d'éviter une rechute possible.

En résumé, nous pensons que le bromoforme donné avec prudence, à doses progressivement croissantes, selon les règles que nous avons essayé d'établir, peut rendre de grands services dans le traitement de la coqueluche à l'hôpital et en ville. Dans ce dernier cas, il faut exiger de la part des parents une surveillance attentive de l'enfant. Nous-mêmes avons pu traiter avec succès, dans ces conditions, une coqueluche, dont nous donnons ici l'observation; et depuis quelque temps, M. Zuber, chef de clinique à l'Hôpital des Enfants-Malades, prescrit ce traitement aux coquelucheux du dehors qu'il fait revenir à la consultatfon tous les huit jours. Il nous a dit avoir obtenu ainsi, sans inconvénient, des résultats aussi bons que chez les malades traités dans le service.

Pour se mettre à l'abri des accidents, il n'y a que quelques précautions à prendre. D'abord agiter la bouteille avant d'en administrer le contenu pour assurer l'égale répartition du médicament dans l'émulsion; fractionner la dose de vingt-quatre heures en six prises régulièrement réparties; augmenter progressivement les doses quotidiennes sans craindre d'arriver à 4 et 5 fois la dose initiale et même plus dans quelques cas; cesser le bromoforme à la moindre menace de sommeil, quitte à le reprendre après la disparition des accidents si la coqueluche continue à évoluer.

CHIMIE

Le bromoforme, $CHBr^3$, a été déconvert par Lœwig (*Ann. de Chim. et Pharm.* T. III, p. 235).

C'est un composé analogue au point de vue chimique au chloroforme et à l'iodoforme, — méthane tribromé. — Cette constitution a été établie par Dumas et Berthelot.

Modes de formation. — Ce corps s'obtient par l'action du brome en liqueur alcaline sur une infinité de corps organiques ; il suffit qu'ils aient le radical CH^3 libre, par exemple les matières protéiques, les acides malique, citrique, l'acétone, l'alcool, etc...

On peut encore l'obtenir par action réductrice de l'alcool sur le tétrabromure de carbone — par action dn brome sur l'acide cyanacétique (Van't Hoff) ; — par action directe du brome sur l'acide acétique cristallisable.

Préparation industrielle. — 1° Action des hypobromites sur l'acétone. Dans cette réaction une partie du brome reste inutilisée à l'état de bromure ; aussi emploie-t-on un mélange de bromure de potassium et de chlorure de chaux qu'on fait agir sur l'acétone. De la sorte c'est le chlorure de calcium qui est le résidu industriel ; tout de brome est utilisé.

Il faut remarquer qu'il est nécessaire d'agir en solution alcaline, sans quoi il se formerait de l'acétone monobromé caustique.

2° Action du brome sur l'acide acétique cristallisable (Damoiseau). On mélange une partie d'acide acétique cristallisable et huit parties de brome qu'on fait tomber goutte à goutte dans un tube contenant du noir animal chauffé de 280 à 300°. Il se forme de l'acide bromhy-drique qui est reçu dans un flacon laveur, de l'acide carbonique qui se dégage avec un peu de brome entraîné. On rectifie le bromoforme par distillation frac-tionnée.

Propriétés. — C'est un liquide incolore, d'une odeur et d'une saveur qui rappellent celles du chloroforme. Sa densité est de 2,9 à +1°5.

Il bout à +147, 148°, et cristallise entre + 6° et 8°.

Il est très soluble dans l'alcool méthylique, l'alcool éthylique, l'éther, les huiles essentielles.

Les livres classiques indiquent une solubilité très faible du bromoforme dans l'eau. Dernièrement MM. Mathieu et Richaud sont arrivés à en dissoudre 3 gr. 50 par litre.

Le bromoforme se décompose lentement à l'air en donnant de l'acide bromoxycarbonique :

$$CHBr^3 + O = HBr + COBr^2.$$

On a proposé d'y ajouter un peu d'alcool qui empêche cette décomposition.

Le chlore attaque le bromoforme et se substitue au brome.

Les atomes de brome peuvent être remplacés par des résidus alcooliques ; on a les éthers de Kay.

La potasse alcoolique devrait théoriquement donner un corps ayant trois fonctions alcooliques ; il n'en est pas ainsi, et on n'obtient même pas, comme pour le chloroforme, de l'acide formique, mais un mélange d'éthylène et d'oxyde de carbone (Hermann et Long. *Ann. Chem.* 194, p. 23).

Certains métaux le décomposent lorsqu'ils sont réduits en poudre, le zinc par exemple. On obtient un bromure et du gaz acétylène.

Les amines en liqueur alcaline donnent des carby-
lamines. Ainsi l'aniline donne de la phénylcarbylamine
d'odeur repoussante. Cette réaction est commune au
bromoforme, au chloroforme et à l'iodoforme.

Essai du bromoforme. — Le bromoforme dissous dans
l'eau ne doit pas donner une solution acide.

Cette solution traitée par le nitrate d'argent ne doit
pas donner de précipité. Cela indiquerait d'autres composés bromés.

Il ne doit pas réduire l'azotate d'argent à chaud.

Il ne doit pas donner de coloration avec l'acide sul-
furique, ni avec la potasse.

TOXICOLOGIE

Depuis que le bromoforme est employé en médecine, on a signalé un assez grand nombre de cas d'intoxication, légers ou graves, se terminant quelquefois par la mort.

Le premier publié est celui du Dr Nauwelaers (*Journal de médecine de Bruxelles*, 1890).

Il s'agit d'un enfant de 1 an 3 mois, en traitement depuis vingt et un jours. Le bromoforme est donné sous forme de potion. La dose quotidienne a été au début de II gouttes et ensuite élevée progressivement à XII gouttes. Le jour où l'intoxication eut lieu, à 2 heures un quart de l'après-midi, l'enfant ne présentait rien d'anormal : on lui fit boire du lait. Une heure plus tard, à 3 heures, un quart, la garde-malade le trouva profondément assoupi.

Le médecin appelé constata un état de profonde stupeur, de la pâleur, du refroidissement, une résolution musculaire complète, des râles trachéaux, une grande faiblesse de la respiration et de la circulation, du rétrécissement et de l'insensibillté de la pupille, de l'insensibilité de la cornée.

Malgré les tentatives faites pour ranimer le petit malade, le même état persiste. A 7 heures et demie, quand le Dr Nauwelaers arrive auprès de lui, il constate que la potion contenant le bromoforme *avait été prise entièrement, alors qu'elle n'aurait dû l'être qu'à moitié.*

L'arrière-gorge est encombrée de mucosités qui gênent la respiration. La langue et les lèvres se cyanosent, la cornée se ternit, la respiration et la circulation s'ar-

rêtent. La trachéotomie est pratiquée à la dernière ex-
trémité.

La respiration et la circulation se rétablissent, mais
la résolution musculaire persiste. L'air expiré possède
une odeur très prononcée de bromoforme.

On prescrit de la caféine en injection hypodermique.
Il se produit une certaine amélioration ; mais à 2 heures
du matin, on trouve l'enfant mort avec la canule obs-
truée.

Le Dr Nauwelaers se demande si la mort doit être
attribuée uniquement à l'intoxication par le bromoforme ou à l'obstruction accidentelle de la canule. En
tout cas, il pense, d'après le contenu du flacon, que la
dernière dose de médicament prise dut être considérable. C'est cette dose prise par mégarde qu'il incrimine,
et non les doses quotidiennes qu'il avait instituées, et qui
jusque-là avaient été bien supportées.

Dean publie dans *Lancet,* London 1893, un cas d'intoxication observé par lui chez une fille de 4 ans. On
avait ordonné une mixture contenant environ 3 gr. 60
de bromoforme. La mère de l'enfant avait négligé, en
l'administrant, de secouer la bouteille ; et et les symptômes d'empoisonnement sont survenus après la prise
des dernières cuillerées. Dean estime qu'il pouvait y
avoir au fond de la bouteille 1 gr. à 1 gr. 20 de bromoforme. Dans ce cas on parvint à réveiller l'enfant, et
cet accident n'eut aucune suite fâcheuse.

Schlieper, ayant administré du bromoforme à dose
initiale trop élevée, a vu un enfant tomber dans un
sommeil profond. Il parvint cependant à le ranimer.

Nolden a publié plusieurs cas d'empoisonnement : il
s'agit toujours d'un accident et non d'une dose toxique
prescrite par un médecin. Dans un cas, il s'agit d'un

enfant atteint de coqueluche qui s'empara d'une fiole de bromoforme pur et en absorba 4 grammes. Il perdit connaissance, mais on le ramena à lui assez facilement, et la coqueluche suivit son cours. Un second cas concerne une petite fille, qui, dans les mêmes conditions, absorba 6 grammes de bromoforme ; après des symptômes d'empoisonnement, la coqueluche disparut subitement. Dans quatre autres cas, l'ingestion de bromoforme varia entre 1 à 2 grammes. Un seul fut suivi de mort.

Le Dr Lœwenthal (*Berliner Klinische Wochenschrift*, 1890), rapporte un cas survenu dans les mêmes conditions. Il s'agit d'un enfant de 15 mois, auquel on prescrit, le 17 mai, 5 grammes de bromoforme (en prendre II gouttes trois fois par jour). Le 20 mai les 5 grammes sont épuisés, probablement parce qu'on en a donné une trop grande quantité, bien que la mère prétende qu'une petite partie en a été épanchée, Les symptômes observés ont été : sommeil profond, pâleur et cyanose de la face, respiration faible, pouls à peine sensible, pupille étroite, comme une tête d'épingle, immobile. A l'auscultation, brusques et profondes inspirations, expiration faible ; bruits du cœur presque imperceptibles. Malgré cet état alarmant on parvint à ranimer l'enfant par des injections sous-cutanées d'éther,

Reinecke (*Therapeutische Monatschifte*, 1898), fut appelé près d'un enfant de 3 ans qu'il eut grand'peine à ranimer. Il était tombé dans un collapsus profond après la prise d'une potion ainsi formulée :

Bromoforme	3 gr.
Alcool	5 »
Eau distillée............	60 »
Sirop simple............	20 »

M. Reinecke a fait exécuter une seconde fois cette prescription et a pu se convaincre que le bromoforme, d'abord dissous par l'alcool est ensuite précipité par l'eau en excès. Il en conclut qu'avec la dernière cuillerée de la potion l'enfant a dû absorber en une fois la presque totalité du bromoforme : 2 grammes de bromoforme environ auraient donc suffi à déterminer une narcose de près de 3 heures de durée.

Müller (*Munch. med. Woch.*, 1898), publie un cas d'empoisonnement terminé par la mort. Dans la famille d'un instituteur de campagne, 3 enfants étaient atteints de coqueluche. Un médecin avait prescrit des gouttes de bromoforme que les parents administraien avec tout le soin désirable. Un jour la mère de famille dut s'absenter pendant quelques minutes. Un des enfants, âgé de 2 ans, profitant de cette absence, grimpa sur un escabeau et s'empara de la fiole de bromoforme et en but le contenu, soit environ 6 grammes. Quelques minutes après on observa des symptômes d'ivresse. On le fit vomir ; mais il tomba bientôt dans un sommeil, entrecoupé de crises convulsives généralisées avec arrêt de la respiration et cyanose de la face.

Deux heures 1/2 plus tard, quand le médecin arriva, l'enfant respirait à peine, les yeux étaient fermés, le visage pâle et bleuâtre. Pouls fréquent, extrémités froides, pupilles étroites, résolution musculaire.

Lorsqu'on sortit l'enfant du lit, pour lui faire un lavage de l'estomac, il fut pris d'un accès convulsif. Le lavage ne ramena que quelques débris alimentaires sentant fortement le bromoforme. L'ablation de la sonde fut suivie d'une nouvelle crise convulsive avec arrêt du cœur et de la respiration. Les tentatives de respiration artificielle prolongées pendant près de 3/4 d'heure ne purent arriver à le ranimer.

Symptômes. — Tous les autres cas d'empoisonnement publiés sont plus ou moins calqués sur ceux-ci, qui nous ont paru les plus typiques. Reinecke, dans son article des *Therapeutische Monatschifte* en a relevé un assez grand nombre et en a déduit les données générales suivantes.

L'âge des victimes variait entre 3 mois et 5 ans 1/2; la quantité de bromoforme absorbée en une fois variait entre XXV gouttes et 6 grammes. Tous les enfants à l'exception d'un seul, ont été sauvés. La durée de la narcose a varié entre 10 minutes et 6 heures; toutefois on ne peut pas établir de rapport fixe entre la durée de la narcose et la quantité de bromoforme ingérée.

Le tableau général de l'empoisonnement se présente ainsi. L'enfant titube pendant quelque temps et perd bientôt connaissance. La tête tombe inerte sur la poitrine. La figure devient blême, les lèvres sont cyanosées. Les pupilles sont très rétrécies et ne réagissent plus. La résolution musculaire est à peu près complète; seuls les masseters sont d'habitude fortement contracturés. La peau est froide; les réflexes et la sensibilité cutanée sont abolis. La respiration est superficielle, accélérée, souvent intermittente; dans quelques cas on trouve des râles trachéaux et des bruits bronchiques. Les bruits du cœur sont faibles, irréguliers, accélérés, difficiles à entendre; le pouls radial est à peine perceptible. L'air expiré dégage une forte de bromoforme.

L'urine donne les réactions du brome. La conclusion de l'auteur est que le bromoforme est doué d'une action narcotique très prononcée.

Dans 8 cas sur 20 coqueluches que nous avons trai-

tées par le bromoforme à doses progressivement élevées, nous avons observé des effets hypnotiques. Chez
trois enfants seulement ces phénomènes ont présenté
quelque gravité, les autres n'ont eu qu'un peu de somnolence, vite dissipée, par le simple fait de cesser
brusquement le bromoforme, ou seulement d'en abais-
ser la dose. Cette somnolence passagère, un peu inquié-
tante, a été observée chez un enfant de 20 mois qui prenait XLVIII gouttes de bromoforme, chez un enfant de
3 ans 1/2 qui prenait XLV gouttes, chez un enfant de
4 ans 1/2 qui en prenait LVI gouttes, chez un enfant
de 5 ans qui en prenait C gouttes et un de 7 ans LXV
gouttes.

Les accidents plus graves ont été observés dans les
conditions suivantes :

1° Enfant de 6 ans (Obs. II) ayant commencé à prendre
du bromoforme le 19 juillet. Dans la journée du 28 juillet, il en prend LXXVIII gouttes, et présente un peu
de somnolence. Le lendemain cet état n'ayant pas continué, on se contente de ne pas augmenter la dose
qu'on laisse les jours suivants à LXXVIII gouttes. Le
2 août, assez brusquement, l'enfant s'endort profondément ; on a beau le lever, le remuer, lui parler, on n'arrive à le tirer de sa torpeur que pour lui faire prendre
quelque nourriture. Le 3 août on cesse complètement
le médicament et les accidents disparaissent rapidement.

2° Enfants de 3 ans (obs. IV) prenant du bromoforme
depuis dix-neuf jours. Le 7 août, dans la journée, il
s'endort à l'improviste. On essaie de le faire marcher,
mais il lui est presque impossible de se tenir debout. Il
présente en outre un peu de strabisme et de pâleur de

la face. Au bout d'une demi-heure ces accidents disparaissent.

Le lendemant, on cesse le médicament, les quintes disparaissent dans les deux jours qui suivent.

3° Enfant de 3 ans (obs. XIV) prenant du bromoforme depuis seize jours. Le 6 novembre la dose est de LVIII gouttes,A 5 heure de l'après-midi,au moment où l'enfant mange sa soupe, il tombe tout à coup sur son assiette et s'endort. Il reste dans cet état jusqu'à 8 heures du soir.

Dans ces trois cas, le seul traitement mis en œuvre a consisté à lever les enfants, à les prendre sur le bras, à essayer de les faire marcher, à leur parler pour les éveiller.

Le cœur et la respiration n'ayant pas faibli, il a paru inutile d'employer des moyens plus énergiques, et les accidents ont disparu d'eux-mêmes.

Ce qui nous a frappé dans ces intoxications, c'est la soudaineté avec laquelle apparaissent les premiers symptômes. L'enfant tombe subitement endormi sur son lit, sans que rien, quelques [minutes auparavant, le fasse prévoir. Dans un cas il y a bien eu quelques jours avant un peu de somnolence ; les deux autres fois les accidents sont survenus complètement à l'improviste.

Indépendamment de ces effets hypnotiques on a signalé des éruptions cutanées provoquées par l'absorption du bromoforme. Leur aspect polymorphe,rappelle les manifestations cutanées du bromisme. Muller a vu une éruption grave à tendance ulcéreuse chez une fillette de 8 mois, à laquelle on avait prescrit le médicament pour une bronchite légère. Platt et Schmey ont également signalé des éruptions à la peau dans le courant d'une médication bromoformée. M. Marfan déclare n'avoir jamais rien vu de semblable chez les enfants qu'il a traités.

Si l'on veut bien se reporter à notre observation XVIII, on verra que l'enfant dont il est question, âgé de 3 ans, traité depuis une vingtaine de jours pour une coqueluche assez grave, et prenant alors XLV gouttes de bromoforme par jour, a présenté sur la figure, les mains et les avant-bras une éruption érythémato-vésiculeuse prurigineuse. Celle-ci a cédé très facilement par l'application d'une simple pommade à l'oxyde de zinc dès que l'on a cessé la médication bromoformée. Elle nous paraît donc bien pouvoir lui être reliée.

Nauwelaers a accusé le bromoforme de déterminer dans certains cas de la diarrhée, ou tout au moins de l'entretenir lorsqu'elle existe. Nous avons vu se produire cet accident dans deux cas, dont un a résisté assez longtemps à une médication antidiarrhéique énergique.

Enfin, nous avons observé au cours d'une coqueluche traitée par le bromoforme (obs. XVII) trois ascensions fébriles, une ayant duré vingt-quatre heures, les autres de quatre à six jours, et paraissant n'avoir cédé qu'à la suppression du médicament. Mais nous ne voulons pas en faire un symptôme de saturation ou d'intoxication bromoformée.

Il ne s'agit probablement que d'une coïncidence ; les quintes d'ailleurs ont disparu quelques jours après la chute de la température. Nous croyons plutôt avoir été en présence d'une de ces coqueluches au cours desquelles surviennent brusquement et sans cause apparente des accès fébriles, sur lesquels M. Hutinel a attiré l'attention récemment dans la thèse d'un de ses élèves (Guérin. Thèse de Paris, 1897). La température s'élève alors à 39° ou 40° et même davantage ; l'ascension se produit tantôt dans l'espace d'uue journée et d'une nuit, tantôt elle n'atteint son maximum qu'en vingt-quatre ou trente-six heures sans qu'il y ait eu rémission. La défervescence commence aussitôt ou se fait attendre douze à vingt-quatre heures ; tantôt elle est complète en douze heures, tantôt elle se fait d'une façon progressive en un jour ou un jour et demi. Il peut arriver qu'elle ait lieu en deux temps séparés par une légère recrudescence.

L'accès est unique ou se renouvelle après deux ou trois jours ; parfois aussi, il ne reparaît que beaucoup plus tardivement. M. Guérin attribue ces poussées fébriles éphémères à des infections secondaires, rapidement abortives.

Cette description concorde très bien avec les faits que nous avons eus sous les yeux.

Causes de l'empoisonnement. — Si nous cherchons à déterminer quelles ont été les causes des empoisonnements graves ou mortels qui ont été observés, nous voyons qu'il s'agit toujours d'une dose trop forte prise par ignorance ou par accident.

Schlieper a eu des cas d'intoxication consécutifs à des doses initiales trop élevées ; au contraire, en tâtant la susceptibilité du malade par la méthode des doses progressivement croissantes, nous pensons qu'on peut arriver à des doses assez fortes sans danger.

Nous avons vu que celles que nous avons administrées sont de beaucoup supérieures à celles qui sont indiquées dans les traités de thérapeutique et dans les formulaires. Aussi n'est-ce pas une erreur de dose de la part du médecin qu'on relève dans les observations des différents cas d'intoxication connus. Les deux grandes causes d'accidents, en effet, ont été jusqu'ici soit une mauvaise préparation pharmaceutique, soit une imprudence du malade ou une négligence de la part des personnes de son entourage : ou bien le bromoforme a été donné en solution alcoolique avec un excès d'eau qui l'a précipité au fond de la bouteille, si bien que les dernières cuillerées en contenaient une dose toxique; — ou bien il a été administré sous forme d'émulsion peu stable, sans qu'on ait pris la précaution de secouer la bouteille au moment de le donner, et les dernières cuillerées contenaient encore la presque totalité du médicament qui aurait dû être réparti également dans toute la potion, — enfin, dans un assez grand nombre de cas, il s'agit d'enfants qui s'emparent de la fiole contenant le bromoforme et en absorbent une quantité plus ou moins grande, ou bien de parents qui en administrent une dose beaucoup plus forte que celle prescrite par le médecin.

Expérimentation chez les animaux. — Nous avons, avec M. J. Renault, entrepris sur le lapin et le cobaye une série d'expériences destinées à nous renseigner sur le degré de toxicité du bromoforme, la succession des symptômes observés, les lésions produites.

Pour cela nous avons employé en injections souscutanées le bromoforme en nature, une solution dans l'huile à 1/10, enfin l'eau bromoformée.

La préparation huileuse nous ayant paru s'absorber beaucoup trop lentement, la plupart de nos expériences ont été faites avec l'eau bromoformée. Celle-ci nous a permis de manier le bromoforme à faibles doses beaucoup plus facilement qu'en l'employant en nature, et son absorption par la voie sous-cutanée se fait très rapidement.

Nous avons employé de l'eau bromoformée préparée par M. Richaud, qui a dernièrement déterminé le degré de solubilité du bromoforme dans l'eau (*Nouveaux remèdes*, 8 septembre 1898). Jusqu'ici les traités classiques de chimie et de pharmacologie se contentaient d'indiquer que le bromoforme est peu ou pas soluble dans ce liquide. Cependant, si on en laisse une certaine quantité en contact avec de l'eau et que l'on agite de temps en temps, on s'aperçoit que le liquide prend très nettement une saveur de bromoforme.

Cette particularité a amené M. Richaud à déterminer, d'une façon plus précise qu'on ne l'avait fait jusqu'alors, la solubilité du bromoforme dans l'eau. Il a constaté que, sans être aussi grande que celle du chloroforme, cette solubilité est pourtant suffisante pour permettre d'obtenir une *eau bromoformée* contenant une notable proportion de ce produit.

Un litre d'eau distillée dissout 3 grammes à 3 gr. 50 de bromoforne, soit 0 gr. 30 à 0 gr. 35 p. 100 ou 0 gr. 05 à 0 gr. 06 centigr. par cuillerée à bouche. Seulement la dissolution s'effectue assez lentement ; il faut une agitation assez prolongée dans un flacon d'assez grande capacité et imparfaitement rempli pour arriver au degré de saturation que nous venons d'indiquer.

M. Richaud prépare l'eau bromoformée en cinq à six jours, nous a-t-il dit, le récipient étant agité cinq ou six fois par jour pendant quelques minutes.

EXPÉRIENCE I

Cobaye n° 1, poids 590 grammes.

Préparation employée. — Solution de bromoforme dans l'huile d'amandes douces à raison de 1 gramme pour 10 centimètres cubes.

Le 5 décembre 1898, à 10 h. 1/2 du matin, injection sous-cutanée dans le flanc gauche près du dos de 3 centimètres cubes de cette solution, soit 0 gr. 30 centigr. de bromoforme.

Dans le courant de la journée, l'animal ne présente aucun phénomène anormal. Nous avons essayé de recueillir les urines pour y chercher la réaction du brome ; cette recherche a été négative dans ce cas comme dans les suivants ; mais les quantités d'urine que nous avons pu obtenir et sur lesquelles nous avons opéré, étaient si minimes que nous ne pouvons rien en conclure.

Le 6. — Le matin, le cobaye paraît bien portant.

A midi, injection sous-cutanée dans le flanc droit, près du dos, de 10 centimètres cubes d'huile, soit 1 gramme de bromoforme.

L'après-midi léger état somnolent. Conservation parfaite de la sensibilité cutanée et des réflexes palpébraux. Un peu de difficulté de la marche avec titubation.

Le 7 et le 8. — Les accidents semblent avoir disparu. Il meurt dans la nuit du 8 au 9.

Autopsies et recherches chimiques. — Cœur rempli de sang, pas de caillots. Poumon gauche sain. Dans le poumon droit 20 à 25 petits noyaux de splénisation, simulant à première vue des infarctus hémoptoïques ; ce tissu tombe au fond lorsqu'on le jette dans un vase contenant de l'eau.

Foie gras, de coloration jaune pâle. Rate normale. Tube digestif normal. Reins congestionnés.

Le cerveau et la moelle ne présentent pas d'altérations appréciables à l'œil.

Ces deux derniers organes (cerveau et moelle) ont été recueillis et calcinés dans une capsule de porcelaine, en présence d'un peu d'azotate de potasse destiné à brûler les dernières traces de charbon. Les cendres, reprises par l'eau distillée, puis filtrées, ce liquide a été soumis à la méthode de recherche des bromures décrite au chapitre de la Physiologie (Acide acétique et liqueur de Labarraque). Le sulfure de carbone, coloré en jaune, nous a révélé manifestement la présence de bromures dans les centres nerveux.

EXPÉRIENCE II

Cobaye n° 2. Poids 650 grammes.

Le 9 décembre 1898, à 11 heures du matin, injection sous-cutanée dans le flanc gauche, près du dos, de un centimètre cube de bromoforme en nature, soit 2 gr. 9.

A midi 1/2, somnolence, l'animal restant debout. De temps en temps, il s'éveille pour manger. La sensibilité cutanée et les réflexes palpébraux sont conservés.

1 h. 1/2 soir. — Difficulté de la marche, titubation.

1 h. 3/4 soir. — La somnolence est plus accentuée, les yeux presque fermés. L'animal se tient difficilement debout ; à chaque instant il chancelle comme un homme ivre, tombe et se redresse.

2 h. 1/4 soir. — Même état; il fuit la lumière et se cache dans les coins obscurs. Les différentes sensibilités au tact, à la douleur et à la chaleur sont conservées.

2 h. 3/4 soir. — L'auimal roule de temps en temps à terre et se relève avec peine.

4 heures soir. — Chutes plus fréquentes.

4 h. 1/2 soir. — Chute prolongée (3 ou 4 minutes). Léger accès convulsif. La sensibilité, peut-être un peu diminuée, est manifestement conservée.

4 h. 3/4 soir. — L'animal est couché sur le flanc; il existe de la contracture généralisée plus accentuée aux membres postérieurs avec exagération des réflexes et trépidation épileptoïde.

5 heures soir. — Convulsions généralisées. Strabisme; trismus, grognements, hoquets.

Lorsqu'on pique le cobaye on détermine un accès convulsif.

5 h. 1/2 soir. — Il est toujours couché sur le flanc, immobile, avec de temps en temps de légers accès convulsifs. Toute excitation provoque des réflexes exagérés. La respiration paraît normale.

5 h. 50 soir. — Crises convulsives subintrantes.

6 h. 1/4 soir. — Il n'y a plus de contracture, mais plutôt de la

résolution musculaire. Il réagit encore aux excitations, mais elles doivent être fortes et prolongées.

De temps en temps encore quelques légères convulsions.

6 h. 1/2 soir. — Convulsions plus fréquentes.

6 h. 3/4 soir. — Sommeil profond : résolution musculaire complète. Hypersécrétion des larmes. Nombreuses mucosités dans le nez et dans la gorge gênant la respiration, qui est bruyante, les narines laissent couler un liquide clair.

L'air expiré exhale une forte odeur de bromoforme.

8 heures soir. — Même état.

11 h. 1/2 soir. — Même état. Respiration très embarrassée. La sensibilité est presque abolie, mais avec des excitations très fortes on obtient encore une réaction.

Mort dans la nuit.

Autopsie et recherches chimiques. — Cœur. — Caillots dans les oreillettes.

Ventricules remplis de sang, quelques caillots dans le ventricule droit.

Poumon gauche totalement splénisé ; son tissu ne surnage plus.

Dans le poumon droit un gros lobe de splénisation et quelques petits disséminés.

Hypersécrétion bronchique très accentuée. A la pression, il s'écoule des bronches une assez grande quantité de liquide spumeux.

Foie un peu congestionné. Rate et tube digestif également congestionnés.

Reins très congestionnés.

Utérus gravide contenant trois fœtus. On a recueilli du liquide ammiotique et on y a cherché la réaction des bromures qui a été négative.

EXPÉRIENCE III

Cobaye n° 3. Poids 740 gr.

Le 10 décembre 1898, à 11 heures du matin, injection sous-cutanée dans le flanc gauche de un demi-centimètre cube de bromoforme en nature, soit 1 gr. 45.

4 heures soir. — Somnolence, titubation.

4 h. 1/2 soir. — A chaque instant l'animal chancelle comme un homme ivre.

4 h. 3/4 soir. — Chutes répétées. Conservation de la sensibilité cutanée et des reflexes palpébraux. L'animal recherche les coins obscurs.

7 heures soir. — Il tient avec peine debout et finit par tomber sur le flanc. Quelques légères convulsions dans les membres ; exagération des reflexes et trépidation épileptoïde.

10 heures soir. — Convulsions généralisées ; crises presque subintrantes. Toute excitation provoque une crise. Une piqûre un peu forte amène le retrait de la patte piquée ; la sensibilité bien qu'atténuée, existe donc encore manifestement.

Minuit 1/2. — Sommeil profond, encore quelques crises convulsives. Hypersécrétion des larmes ; mucosités nasales et buccales, odeur caractéristique de bromoforme de l'air expiré.

La sensibilité est très atténuée. L'animal ne retire sa patte qu'après une excitation trés forte et très prolongée.

Il meurt dans la nuit.

Autopsie et recherches chimiques. — Les ventricules du cœur sont remplis de caillots.

Le poumon gauche est très congestionné. A première vue on pourrait croire qu'il est complètement splénisé, mais son tissu crépite encore un peu et surnage. Dans le poumon droit quelques lobules de splénisation. Hypersécution bronchique très marquée.

Foie, rate, tube digestif un peu congestionnés. Reins très nettement congestionnés.

Le système nerveux paraît peu congestionné. Recueilli, calciné, et examiné, comme il a été dit à propos de l'expérience I, il ne donne aucune réaction, c'est-à-dire qu'il ne contient pas trace de bromures.

EXPÉRIENCE IV

Cobaye nº 4. Poids 590 gr.

Le 12 décembre 1898, à 11 h. 1/4 du matin injection sous-cutanée de 0 cent. cube 2 de bromoforme en nature, soit 0 gr. 58.

7 h. 1/2 soir. — Somnolence, titubation, chutes. Cherche les coins obscurs.

10 heures soir. — Légers accès convulsifs.

11 h. 1/2 soir. — Convulsions généralisées, strabisme. Hypersé-crétion nasale, gêne de la respiration.

Odeur de bromoforme de l'air expiré. Sensibilité conservée.

Minuit 1/2. — Convulsions intenses et généralisées ; toute exci-tation amène une crise,

1 heure matin. — Convulsions généralisées. Sensibilité à la douleur et à la chaleur conservée, réflexes palpébraux également conservés.

Le lendemain matin, 13 décembre, l'animal paraît être dans son état normal. Il en est de même du 14 et du 15 décembre.

Le 16, le matin, on le trouve mort.

Autopsie et recherches chimiques. — Cavités du cœur remplies de sang, quelques caillots dans le ventricule droit.

Les poumons paraissent normaux. Foie gras. Tube digestif peu congestionné. Reins congestionnés.

Système nerveux paraît normal.

Le cerveau et la moelle, pesant en tout 7 grammes environ, sont calcinés et donnent la réaction des bromures par la méthode habituelle.

15 grammes de tissu hépatique, également calcinés et traités de de même, ne donnent aucune réaction de brome.

EXPÉRIENCE V

Lapin n° 1. Poids 1.680 grammes.

Le 30 décembre 1898, à 11 h. 1/4 du matin, injection sous-cuta-née de un demi-centimètre cube de bromoforme en nature, soit 1 gr. 45, dans le flanc gauche.

11 h. 1/2. — L'animal a l'air triste, il est pelotonné dans un coin.

Midi 1/2. — Somnolence. Paralysie presque complète du train postérieur, avec prédominance dans le membre gauche qui est plus flasque que le droit, lequel, par moment, paraît contracturé. Dans toute cette région, la sensibilité est affaiblie et il faut une excitation assez forte pour amener un mouvement.

Conservation parfaite de la sensibilité sur la partie antérieure du corps, la tête, les pattes de devant. Lorsqu'on le pique, l'ani-mal se sauve en traînant ses pattes postérieures paralysées.

Les réflexes palpébraux sont conservés. L'air expiré présente une odeur caractéristique de bromoforme.

1 heure soir. — Somnolence plus accentuée, les yeux sont presque fermés.

Hypersécrétion nasale.

La sensibilité est conservée. Lorsqu'on excite les pattes antérieures, on y détermine des mouvements spasmodiques, des réflexes exagérés, de la trépidation épileptoïde.

Il existe des convulsions des muscles de la nuque qui font que, de temps en temps, l'animal se recourbe sur lui-même et jette sa tête en arrière.

1 h. 1/4. — Il est couché sur le flanc droit, les yeux fermés et paraît dormir profondément.

Mouvements convulsifs d'abord marqués surtout aux paupières, au thorax, aux membres antérieurs, puis rapidement généralisés. Contracture des mâchoires.

Pas d'anesthésie. Réflexes exagérés. Respiration irrégulière, paraissant plus fréquente (44 à la minute).

2 heures soir. — Même état. Patte gauche postérieure complètement paralysée, ne réagissant plus, flasque. Patte droite un peu contracturée avec exagération des réflexes.

3 heures soir. — Sommeil profond. Sensibilité émoussée. Contracture des membres antérieurs avec exagération des réflexes. Respiration irrégulière et fréquente (54 par minute).

4 heures soir. — Même état. Convulsions moins fréquentes.

7 h. 1[2 soir. — Les convulsions ont disparu. 61 mouvements respiratoires par minute.

10 heures soir. — Respiration : 65 par minute. Convulsions assez fortes surtout aux membres antérieurs et au membre droit postérieur; le gauche est toujours flasque et immobile.

10 h. 1[2 soir. — Convulsions.

31 décembre. — 9 heures matin. — Résolution musculaire complète. Les yeux sont ouverts, mais les réflexes palpébraux abolis.

Abolition complète de la sensibité et du mouvement.

L'animal respire encore, mais très superficiellement (30 respirations faibles par minute. Il meurt dans la matinée.

Autopsie et recherches chimiques. — Cavités du cœur remplies de sang avec quelques caillots.

Le poumon gauche paraît normal. Le poumon droit est très congestionné et présente 3 ou 4 lobes de splénisation dont le tissu ne surnage plus.

Foie et reins congestionnés. Tube digestif très congestionné. A la partie terminale de l'intestin existent quelques ecchymoses sous-peritonéales.

Le système nerveux paraît peu congestionné.

La moelle et le cerveau, recueillis et calcinés, n'ont donné à l'analyse aucune réaction de brome. Il en a été de même du foie.

EXPÉRIENCE VI
Lapin n° 2. Poids 1.650 grammes.

Le 2 janvier 1899, à 11 heures du matin, injection sous-cutanée de 0 cc. 25 de bromoforme en nature, soit 0 gr. 725.

A la suite de cette injection, on ne remarque aucun phénomène d'intoxication.

Le lendemain, 3 janvier, à 9 h. 1[2 du matin, nouvelle injection sous-cutanée de 0 cc. 30 de bromoforme, soit 0 gr. 87.

Midi. — Somnolence.

1 h. 1[2 soir. — Paralysie du train postérieur avec contracture. La sensibilité est diminuée dans cette région, mais intacte partout ailleurs.

Contracture des mâchoires. Odeur caractéristique de bromoforme de l'air expiré.

3 h. 1[2 soir. — Somnolence plus prononcée. L'animal est couché sur le flanc. Les membres postérieurs sont contracturés et présentent de l'exagération des réflexes.

Pas d'anesthésie. Réflexes palpébraux conservés.

7 heures soir. — Résolution musculaire complète. Abolition de la sensibilité et du mouvement. Plus de réflexes. L'animal respire encore faiblement, mais ne meurt que le lendemain matin.

L'autopsie n'a pas été faite.

EXPÉRIENCE VII
Cobaye n° 5. Poids 520 grammes.

Le 17 décembre 1898, à 11 h. 1[4 du matin, injection sous-cutanée de 20 centimètres cubes d'eau bromoformée, soit 0 gr. 07 de bromoforme.

Cette injection ne produit aucun effet. Quelques jours après, le 21 décembre, à 11 heures du matin, injection sous-cutanée dans le flanc droit de 100 centimètres cubes d'eau bromoformée, soit 0 gr. 35 de bromoforme. L'injection a duré environ 3ι4 d'heure.

L'animal est mort dans la nuit suivante, du 21 au 22 décembre.

Autopsie et recherches chimiques. — Cavités du cœur remplies de sang avec quelques caillots dans le ventricule droit.

Le poumon gauche paraît à peu près normal. Dans le poumon droit 7 ou 8 noyaux de splénisation dont le tissu ne surnage pas. Hypersécrétion du liquide bronchique.

Foie et tube digestif à peu près normaux. Reins congestionnés, dans le rein droit un infarctus superficiel.

Le système nerveux paraît normal. Il n'existe pas de lésions sous-cutanées au point où a été faite l'injection.

Le système nerveux et le foie examinés après calcination donnent une légère réaction de brome.

EXPÉRIENCE VIII

Cobaye n° 6. Poids 720 grammes.

Pour nous rendre compte et savoir si le traumatisme causé par l'injection sous-cutanée de 100 centimètres cubes d'eau pouvait être pour quelque chose dans la mort du cobaye n° 5 de l'expérience précédente, le 23 décembre 1898, nous avons injecté, sous la peau du flanc d'un nouveau cobaye, 100 centimètres cubes d'eau distillée. Cette injection a duré environ 3ι4 d'heure.

Après cette opération, l'animal a continué à bien se porter comme auparavant.

EXPÉRIENCE IX.

Cobaye n°7. Poids 480 gr.

Le 14 janvier 1899, injection sous-cutanée de 50 centimètres cubes d'eau bromoformée, soit 0 gr. 175 de bromoforme.

Après l'injection l'animal n'a pas été observé, mais il n'est pas mort et les jours suivants a continué à bien se porter.

6

EXPÉRIENCE X

Cobaye n° 8. Poids 600 gr.

Le 16 janvier 1899, injection sous-cutanée de 75 centimètres cubes d'eau bromoformée soit 0 gr.2625 de bromoforme.

L'animal n'a pas été suivi. Le lendemain il était dans son état normal et est resté tel les jours suivants.

Huit jours plus tard, le 24 janvier, à 5 heures du soir, injection sous-cutanée de 100 centimètres cubes d'eau bromoformée, soit 0 gr.35 de bromoforme. L'injection a duré trois quarts d'heure. immédiatement après l'animal s'endormit et eut des crises convulsives. On le trouva mort à 11 heures du soir.

EXPÉRIENCE XI

Cobaye n° 9. Poids 550 gr.

Le 21 février 1899, à 3 heures du soir, injection sous-cutanée de 85 centimètres cubes d'eau bromoformée, soit 0 gr.2975 de bromoforme. Aussitôt après l'injection l'animal est tombé dans un sommeil profond, avec anesthésie à peu près complète et perte des réflexes palpébraux. La respiration était à peine perceptible. Le soir même à 8 heures il était mort et déjà refroidi.

EXPÉRIENCE XII

Cobaye n°10. Poids 550 gr.

Ce cobaye a été soumis à des injections sous-cutanées de doses progressivement croissantes d'eau bromoformée, de façon à se rapprocher autant que possible du mode d'administration du bromoforme chez les enfants.

Le 5 février 1899, à 5 heures du soir.— injection sous-cutanée de 25 centimètres cubes d'eau bromoformée, soit 0 gr. 0875, de bromoforme. L'animal ne présente rien d'anormal.

Le 6, 6 heures du soir.— 30 centimètres cubes d'eau bromoformée, soit 0 gr.105 de bromoforme. Rien d'anormal.

Le 7, 6 heures soir.— 35 centimètres cubes d'eau bromoformee, soit 0 gr. 1225 de bromoforme. Rien d'anormal.

Le 9, 3 h. 3/4 soir. — 40 centimètres cubes d'eau bromoformée soit 0 gr.14 de bromoforme. Immédiatement après cette injection l'animal tombe dans un état de torpeur assez prononcé. La résolution musculaire est presque complète, la sensibilité très atténuée, mais cependant conservée ; les réflexes palpébraux sont également conservés. A 4 h.10, convulsions fortes et généralisées.

4 h. 15. L'animal qui était couché sur le flanc se relève, mange, essaye de marcher. Il existe de la paralysie du train postérieur. Les convulsions ont cessé ; pas d'anesthésie.

Dans la soirée les accidents disparaissent complètement.

Le 11, 5 h. 1/2 soir. — 45 centimètres cubes d'eau bromoformée, soit 0 gr.1575 de bromoforme. Avant même la fin de l'injection on observe de la somnolence, puis des convulsions et les différents phénomènes observés à la suite de l'injection précédente. Rétablissement complet.

Le 12, 4 h. 1|2 soir. — 50 centimètres cubes d'eau bromoformée, soit 0 gr. 175 de bromoforme. Dès le début de l'injection, somnolence, puis convulsions, et encore une fois disparition des accidents après une demi-heure environ.

Le 13, 3 h. 1|2 soir. — 55 centimètres cubes d'eau bromoformée, soit 0 gr.1925 de bromoforme.

Mêmes phénomènes que la veille, mais beaucoup plus prolongés puisqu'il y avait encore des convulsions à 6 heures du soir.

Le lendemain les accidents avaient disparu.

Le 14, 2 h. 1|2 soir. — 60 centimètres cubes d'eau bromoformée, soit 0 gr. 21 de bromoforme. Succession des mêmes phénomènes.

4 heures soir. — Résolution musculaire complète. Abolition de la sensibilité et des réflexes. Respiration très faible. Mort vers 5 heures.

Autopsie et recherches chimiques. — Cavités du cœur remplies de sang non coagulé.

Dans les poumons, surtout dans le droit, quelques ilots de splénisation.

Tube digestif congestionné. Foie gras, Reins très congestionnés.

Cerveau et mœlle légèrement congestionnés. Ces deux organes calcinés et examinés selon la méthode habituelle donnent une réaction de brome très nette. Il en est de même du foie.

EXPÉRIENCE XIII
Cobaye n° 11. Poids 520 gr.

Le 19 février 1899. 3 heures soir. Injection sous-cutanée de 40 centimètres cubes d'eau bromoformée, soit 0 gr. 14]de bromoforme.

Rien d'anormal.

Le 20, 1 h. 3[4 soir. —[45 centimètres cubes d'eau bromoformée, soit 0 gr. 1575 de bromoforme.

Immédiatement après l'injection l'animal tombe dans un sommeil profond, avec résolution musculaire et anesthésie complète. Puis au bout de 10 minutes apparaissent des convulsions, la sensibilité encore très atténuée reparaît un peu

A 2 h. 1[4 il s'éveille et se relève ; il ne persiste que de la paralysie des pattes postérieures avec contracture.

Le 21, 3 h. 1[2 soir. — L'animal s'étant complètement rétabli, injection de 50 centimètres cubes d'eau bromoformée, soit 0 gr.175 de bromoforme. On observe les mêmes phénomènes que la veille.

Mais malgré un mieux apparent le cobaye meurt dans la nuit.

Ces diverses expériences nous permettent de nous rendre compte approximativement de l'*équivalent toxique* du bromoforme, c'est-à-dire de la quantité nécessaire pour tuer un kilogramme de matière vivante. Les moyennes nous donnent les résultats suivants :

1° 0 gr. 28 centigrammes de bromoforme tuent environ 540 grammes de cobaye, c'est-à-dire que l'équivalent toxique pour le cobaye est 0 gr. 51 centigrammes;

2° 0 gr. 79 centigrammes tuent environ 1.650 grammes de lapin, c'est-à-dire que l'équivalent toxique pour le lapin est 0 gr. 47 centigrammes.

S'il était permis de conclure des animaux à l'homme, le bromoforme nous apparaîtrait comme peu toxique, puisqu'il faudrait à peu près 6 grammes pour tuer un enfant de 12 kilogrammes.

Mais nous savons que le degré de toxicité varie beaucoup d'une espèce animale à l'autre, et de la série animale à l'homme ; qu'il varie aussi selon l'âge, l'accoutumance, les idiosyncrasies, etc... ; aussi la valeur pratique de l'équivalent toxique en médecine est-elle insignifiante. Ce qu'il est plus utile de déterminer, ce n'est pas la dose qui tue, mais celle qui provoque les premiers symptômes physiologiques, les premiers troubles fonctionnels, en un mot l'*équivalent thérapeutique*, c'est-à-dire la dose maniable en thérapeutique sans craindre de produire l'empoisonnement.

Chez un cobaye d'un poids moyen de 550 grammes, la dose mortelle, d'après nos expériences, est comprise entre 75 et 85 centimètres cubes d'eau bromoformée, soit entre 0 gr. 2625 et 0 gr. 2975 de bromoforme. La première dose n'a pas produit, après l'injection, d'accidents appréciables, la seconde, au contraire, a plongé presque aussitôt l'animal dans un sommeil profond et l'a tué en quelques heures. Il semble donc que pour le bromoforme l'on passe très brusquement de la dose thérapeutique à la dose toxique, et cela presque sans transition. L'expérience VI faite sur un lapin, auquel 0 gr. 725 de bromoforme n'ont pas causé le plus léger accident, et que le lendemain 0 gr 87 centigrammes ont tué rapidement, confirme cette façon d'envisager l'action de cette substance. De deux doses très voisines l'une de l'autre, la première ne détermine aucun trouble appréciable, la seconde est mortelle. On comprend dès lors qu'il est excessivement difficile chez l'enfant de déterminer la dose maxima que l'on peut administrer sans danger, dès le premier jour de la médication, et que les médecins qui ont voulu débuter par des doses élevées aient eu des mécomptes.

Au contraire, la méthode, que nous avons employée, des doses initiales faibles et progressivement croissantes, nous paraît beaucoup plus rationnelle et plus rassurante, car elle concorde en tout point avec nos expériences XII et XIII.

Dans l'expérience XII, nous avons injecté sous la peau d'un cobaye de 550 grammes une première dose de 25 centimètres cubes d'eau bromoformée, et les jours suivants nous avons augmenté progressivement de 5 centimètres cubes, nous rapprochant autant que possible de la clinique. Chaque jour la dose était donc augmentée de la quantité très minime de 0 gr. 0175. Les premiers phénomènes toxiques ont eu lieu à la dose de 40 centimètres cubes d'eau bromoformée. Ils ont disparu assez vite, pour réapparaître le lendemain, après la nouvelle injection et ainsi de suite pendant plusieurs jours jusqu'à la dose de 60 centimètres cubes qui a été mortelle.

De ces faits nous pouvons déduire d'abord que l'animal, loin de s'accoutumer au médicament, comme nous l'espérions, quand nous avons commencé cette recherche, subit au contraire des effets d'*accumulation d'action*, c'est-à-dire que l'action des premières doses persiste pendant que de nouvelles sont injectées. Cela n'est pas douteux puisque, pour tuer un cobaye indemne de toute injection, il faut 85 centimètres cubes d'eau bromoformée, tandis que dans le cas particulier 60 centimètres cubes ont suffi. C'est qu'une partie du bromoforme des injections précédentes s'est fixée sous une forme quelconque dans l'organisme et continue à agir les jours suivants, ajoutant son action à celle des doses nouvellement introduites.

Cette expérience nous montre également qu'avec la

méthode des doses progressives, les accidents, bien
qu'arrivant encore brusquement et à l'improviste, ne
sont pas immédiatement mortels. Chez ce cobaye, après
l'apparition des premiers symptômes d'empoisonnement, nous avons pu continuer des doses croissantes
pendant quatre jours, avant de déterminer la mort. Il
semblait que chaque injection nouvelle introduisait
dans l'organisme une certaine quantité de substance
toxique dont la fixation s'accompagnait de phénomènes
pathologiques de plus en plus graves, à mesure que se
faisait l'accumulation, jusqu'au moment où fut atteinte
la saturation mortelle.

L'expérience XIII confirme les données de l'expérience
XII au point de vue de l'accumulation, puisqu'une
dose initiale de 40 centimètres cubes d'eau bromoformée a laissé indemne un cobaye de 520 grammes, alors
que la même quantité produisait des phénomènes toxiques chez un cobaye de 550 grammes ayant déjà reçu
les jours précédents plusieurs doses de la même préparation.

La conséquence pratique à tirer de tous ces faits, au
point de vue du traitement de la coqueluche par le bromoforme, que la clinique nous avait déjà apprise et que
l'expérimentation ne fait que nous confirmer, c'est que
le seul mode possible d'administration de ce médicament est celui des doses initiales faibles, puis progressivement élevées. On atteint ainsi peu à peu, et pour
ainsi dire en tâtonnant, les limites de la dose dange-
reuse, variable avec chaque individu. Les accidents
graves, mortels, ne surviennent jamais du premier
coup, mais on est averti de l'approche du danger par
un peu de somnolence, quelquefois par un sommeil plus
profond, comme il est facile de s'en rendre compte

d'après les observations que nous publions. Cela veut dire qu'il faut cesser immédiatement le médicament, radicalement, pendant quelques jours au moins, car chaque nouvelle dose pourrait être la goutte d'eau qui fait déborder le vase déjà trop plein. On ne saurait, en effet, être trop prudent, bien qu'en réalité, chez l'enfant, on reste très loin des doses toxiques, car chez le cobaye on a augmenté d'une façon rapide et avec de fortes doses, tandis que chez l'enfant on augmente par doses relativement minimes et vraisemblablement on est prévenu longtemps à l'avance.

La symptomatologie présentée par les différents animaux que nous avons injectés a toujours été à peu près la même, et elle se rapproche beaucoup de ce qui a été signalé dans les cas d'empoisonnements survenus chez des enfants. Nous ne ferons qu'en retracer le tableau très général, les détails ayant été notés avec soin dans chaque observation.

Au début on observe des phénomènes analogues à ceux de l'ivresse bromique : titubation, difficulté de la marche, série de chutes, puis sommeil plus ou moins profond. Dans certains cas le sommeil apparaît brusquement et est le seul symptôme de cette première phase.

Puis survient la seconde phase caractérisée par des convulsions généralisées, des contractures de la trépidation épileptoïde et de l'exagération des réflexes. Si l'animal guérit à cette période, il conserve ordinairement pendant un certain temps de la paralysie des membres postérieurs. Jusqu'ici il n'est pas anesthésié : la sensibilité peut être atténuée, mais une excitation un peu forte amène toujours une plainte ou le retrait du membre que l'on pique.

Après une phase de transition plus ou moins longue, l'animal tombe dans une résolution musculaire complète. Les yeux sont larmoyants, les narines coulent, la respiration est bruyante, gênée par les mucosités qui encombrent la gorge. L'air expiré a une odeur de bromoforme très prononcée. La respiration, d'abord accélérée, se ralentit, devient très superficielle et très faible. La sensibilité finit par disparaître complètement et l'animal s'éteint peu à peu.

Lésions. — Nauwelaers a fait l'autopsie d'un enfant mort à la suite d'un empoisonnement accidentel. Il a été frappé surtout par la congestion du tube digestif, de l'estomac et du duodénum en particulier ; les poumons étaient souples, de couleur normale, mais laissaient échapper à la section une grande quantité de liquide bronchique sans purulence ; un piqueté rouge, assez prononcé indiquait un certain degré de congestion cérébrale.

Müller a trouvé chez un enfant mort dans les mêmes conditions l'estomac et le duodénum très congestionnés et contenant encore du bromoforme. Les lésions principales consistaient en un état liquide du sang qui était rouge sombre, et en une congestion marquée de tous les viscères, principalement de l'encéphale et de ses enveloppes.

Les lésions qui nous ont paru à peu près constantes dans les autopsies d'animaux sont les suivantes :

Arrêt du cœur en diastole, état fluide du sang qui est peu ou pas coagulé, même au bout de deux ou trois jours : noyaux de congestion pulmonaire ou de splénisation plus ou moins nombreux, disséminés dans les poumons, mais toujours prédominants d'un côté ; œdème pulmonaire et hypersécrétion bronchique

toujours très prononcés. Congestion du foie dans les
cas de mort rapide; au contraire, dégénérescence grais-
seuse de cet organe dans les cas d'intoxication lente.
Congestion des reins et du tube digestif toujours
assez prononcée.

La moelle et le cerveau paraissent en général moins
congestionnés que les autres organes.

Traitement de l'empoisonnement. — Dans les trois cas
d'intoxication que nous avons observés dans le service
de M. le professeur Grancher, les accidents n'ont pas
été assez sérieux pour que l'on ait cru devoir employer
des moyens très actifs. On s'est contenté de lever les
enfants, de les prendre sur le bras, de les promener,
d'essayer de les faire marcher, de leur parler pour les
tirer du sommeil dans lequel ils étaient plongés.

Ce traitement simple a réussi, et nous croyons qu'il
qu'il faut s'en tenir là lorsque l'empoisonnement se tra-
duit seulement par un sommeil plus ou moins tenace,
sans trouble de l'activité cardiaque et de la respiration.

An contraire, si le cœur et la respiration faiblissent,
il faut avoir recours à des procédés plus actifs. Nous
n'en avons pas d'expérience personnelle, mais nous
avons relevé, d'après un assez grand nombre de cas,
ceux qui ont paru donner les meilleurs résultats :

On couchera les malades de façon à ce que la tête
soit pendante; on leur maintiendra les maxillaires
écartés de force, la langue attirée en avant ; au besoin
on débarrassera la bouche et le larynx du mucus qui
peut s'y être accumulé.

On aura recours aux manœuvres de respiration artificielle, aux tractions rythmées de la langue, à la fara-
disation des nerfs phréniques. On pourra essayer des
bains chauds sinapisés des frictions, des pointes de feu

à la région cardiaque, des inhalations de nitrite d'amyle. On a employé aussi le lavage d'estomac et des injections d'apomorphine. Les injections sous-cutanées de camphre, d'éther, de caféine ont eu en général une action très favorable. Enfin, dans les cas particulièrement graves, on a conseillé des injections de strychnine pour réveiller l'excitabilité de la moelle allongée.

PHYSIOLOGIE

Absorption. — L'absorption du bromoforme donné par les voies digestives, sous forme d'émulsion huileuse, selon la formule établie par M. Marfan, ne fait aucun doute. Les résultats cliniques obtenus dans le traitement de la coqueluche nous faisaient déjà prévoir qu'il en était ainsi ; les analyses de M. Richaud, exposées en détail au chapitre du traitement, ont établi que la plus grande partie du bromoforme ainsi administré est absorbée par l'organisme.

Transformation et élimination. — Les auteurs se sont demandé si le bromoforme ainsi absorbé subissait ou non des métamorphoses dans l'organisme, et quelles étaient ces métamoaphoses.

Stepp, dans son premier article des *Deutsche med. Wochenschrift*, avait déjà posé la question sans chercher à la résoudre « Je ne suis pas en état de dire comment on peut expliquer l'action du médicament. Les chimistes et les thérapeutes auxquels je me suis adressé ne m'ont pas donné de réponse exacte. Selon moi deux hypothèses sont possibles, ou bien le bromoforme traverse l'organisme sans être décomposé et est exhalé tel quel par les poumons, ou bien l'organisme le décompose et le transforme, en présence de divers produits d'oxydation, en brome libre qui serait également éliminé par les poumons. »

La plupart des auteurs se rattachent à cette seconde hypothèse, de la décomposition du bromoforme dans l'organisme. Binder est de cet avis ; Binz, en injectant sous la peau de lapins, a toujours trouvé, à l'aide des procédés de Salkof, la réaction du brome dans l'urine, quand la dose toxique n'a pas été trop forte et a permis à l'animal de vivre assez longtemps pour que les trans-formations physiolohiques du médicament aient le temps de se produire.

Les recherches que nous avons entreprises avec M. J. Renault nous ont permis de nous faire une opinion sur cette question de l'élimination du bromoforme, et nous sommes persuadés qu'elle se fait selon les deux modes signalés par Stepp.

Immédiatement après l'introduction du médicament dans l'organisme, une certaine quantité en est éliminée er nature par les poumons et la respiration.

Nous n'en voulons comme preuves que l'odeur très caractéristique de bromoforme que prend l'air expiré chez les animaux que nous avons injectés avec diffé-rentes préparations bromoformées, phénomène égale-ment signalé dans plusieurs cas d'intoxications chez des enfants ; et les lésions de congestion intense et de splénisation pulmonaires que nous avons produites chez ces mêmes animaux, dues vraisemblablement à l'ir-ritation produite par le passage du bromoforme en na-ture au niveau du réseau capillaire des alvéoles.

La seconde partie du médicament, celle qui n'est pas rejetée au dehors par cette voie, est décomposée dans l'organisme et transformée, selon un récent tra-vail paru à la Faculté des sciences, en acide glucoro-nique et en composés bromés.

Cette métamorphose se fait probablement aux dépens des sels alcalins du sang, dont la composition doit être profondément modifiée dans les cas d'empoisonnement, par suite de la formation d'une grande quantité de bromures; ceci nous expliquerait ce fait, que nous avons remarqué chez tous les animaux que nous avons autopsiés, de l'absence presque totale de coagulation du sang, même après plusieurs jours.

Nous avons cherché à nous rendre compte de l'élimination des bromures formés dans l'organisme et des différentes phases qu'elle peut présenter chez quelques-uns des enfants soumis au traitement bromoformé. Nos analyses ont porté sur les urines et sur l'expectoration. Nous avons employé pour cette recherche un procédé que nous devons à l'obligeance de notre ami, M. Buriat, interne en pharmacie à l'hôpital La Charité.

Cette méthode consiste à déplacer le brome des bromures par le chlore, qu'on obtient par décomposition d'un hypochlorite par un acide.

On dissout le brome dans un peu de sulfure de carbone qui se colore en jaune.

On opère de la façon suivante :

Dans un tube à essai on verse 2 ou 3 centimètres cubes de sulfure de carbone. On ajoute de l'urine à examiner jusqu'à moitié du tube environ. On acidifie franchement avec de l'acide acétique et on ajoute peu à peu de la liqueur de Labarraque, en ayant soin d'agiter doucement entre chaque addition d'hypochlorite. Il nous a semblé qu'il fallait mettre à peu près autant de liqueur de Labarraque que d'urine pour obtenir une réaction nette.

Toutefois, il faut s'assurer de temps en temps, à l'aide du papier de tournesol, que le liquide est acide, condition nécessaire au dégagement de chlore,

Si l'urine contient des bromures, le sulfure de carbone prend une teinte jaune caractéristique.

Il faut avoir soin d'employer du sulfure de carbone absolument incolore. On sait en effet qu'à la longue il se décompose et se teinte en jaune, ce qui pourrait être une cause d'erreur. Si l'on n'a à sa disposition que du sulfure de carbone ainsi altéré, il suffit d'ajouter au fond du flacon un peu de tournure de cuivre pour le décolorer.

Au lieu de sulfure de carbone on peut employer, comme dissolvant du brome, du chloroforme qui a l'avantage d'avoir une odeur moins désagréable. Nous avons employé de préférence le sulfure de carbone qui nous a semblé donner des teintes beaucoup plus nettes.

De même, nous avons préféré obtenir le chlore par action de l'acide acétique sur la liqueur de Labarraque, plutôt que d'employer simplement l'eau de chlore. En effet, celle-ci pour être active doit être fraîchement préparée, et en clinique il peut être difficile de se la procurer telle, lorsqu'on n'a pas de laboratoire à sa dioposition.

Le procédé que nous venons de décrire est un procédé clinique qui permet de rechercher rapidement, au lit du malade, les bromures dans l'urine. Il peut servir de moyen de contrôle pour s'assurer que l'enfant prend bien le médicament prescrit.

Comme beaucoup de procédés simplifiés, il n'est pas exempt de critiques.

On peut se demander si la coloration jaune obtenue est bien due au brome. Il se pourrait en effet, en opérant sur l'urine telle quelle, que le sulfure de carbone dissolve les matières colorantes organiques de cette urine qui lui communiquerait la teinte jaune obtenue.

Pourtant, toutes les fois que nous avons analysé des urines d'enfants prenant du bromoforme nous avons obtenu la teinte jaune caractéristique et, au contraire toutes les fois que nous avons opéré sur de l'urine d'enfants n'en prenant pas, le sulfure de carbone est resté blanc.

Malgré celà nous avons voulu contrôler la méthode par des procédés plus scientifiques.

Dans un certain nombre de cas nous nous sommes débarrassés des matières colorantes, en les enlevant par filtration de l'urine sur du noir animal. L'urine ainsi filtrée est incolore comme de l'eau et, traitée par l'acide acétique et la liqueur de Labarraque, elle communique ou non une teinte jaune au sulfure de carbone, suivant que le sujet prend ou ne prend pas de bromoforme.

La seule différence c'est que le sulfure ¡de carbone ne s'émulsionne pas, ce qui a toujours lieu plus ou moins avec l'urine normale.

Dans un certain nombre d'autres cas nous avons détruit les matières organiques, par calcination de l'urine, alcalinisée par du carbonate de potasse. L'extrait sec ainsi obtenu a été repris par l'eau distillée et traité par la méthode décrite.

Nous avons obtenu par ce procédé des teintes jaune-rouge beaucoup plus nettes et caractéristiques du brome que les précédentes. Celà tient à ce que par l'évaporation et la calcination de l'urine nous avons concentré, pour le reprendre dans un petit volume d'eau, le brome contenu dans un volume beaucoup plus considérable d'urine.

Enfin pour nous mettre à l'abri de toute cause d'erreur, et nous assurer d'une façon certaine que les teintes obtenues sont bien dues au brome, nous l'avons dans un cas caractérisé dans l'urine par ses réactions chimiques classiques.

Le 6 novembre nous avons pris de l'urine de l'enfant dont il est question dans l'observation XI (salle Bouchut, n° 24), sur lequel nous avons fait une série de recherches sur la rapidité d'élimination du bromoforme. Il ne prenait plus de ce médicament depuis le 27 octobre, c'est-à-dire depuis 10 jours. La méthode clinique ordinaire nous donnait encore une teinte jaune légère qui nous faisait supposer qu'il s'éliminait encore des bromures. En effet par la calcination de 50 centimètres cubes environ de cette urine, nous avons obtenu une teinte jaune rouge très caractéristique.

Alors, nous avons décanté le sulfure de carbone ainsi coloré. Nous l'avons lavé à l'eau distillée et nous y avons ajouté une solution de potasse pour transformer tout le brome en bromure et bromate. Puis nous avons décanté le sulfure de carbone décoloré, et il nous restait dans l'eau tout le brome dissous.

Nous avons calciné pour transformer tout le brome à l'état de bromure, et repris par l'eau distillée.

Ensuite nous avons fait les deux réactions suivantes qui sont caractéristiques du brome.

1° Avec une solution de nitrate d'argent nous avons obtenu un précipité blanc jaunâtre de bromure d'argent, insoluble dans l'acide azotique, peu soluble dans l'ammoniaque.

2° Avec un sel de plomb (du sous-acétate dans le cas particulier) nous avons eu un précipité blanc de bromure de plomb soluble dans une grande quantité d'eau.

Après toutes ces recherches, dont les résultats, demandés à diverses méthodes, ont toujours concordé, nous croyons pouvoir affirmer que le bromoforme absorbé s'élimine bien par l'urine sous forme de bromures.

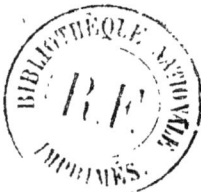

7

Nous avons également recherché le brome dans l'expectoration de quelques enfants atteints de coqueluche
et traités par le bromoforme.

Pour cela, nous avons, à l'aide d'un agitateur, battu
pendant quelques minutes les crachats avec de l'eau,
puis filtré. Et nous avons, dans un tube à essai, traité
le liquide ainsi obtenu par le procédé décrit (acide acétique et liqueur de Labarraque). Nous avons toujours
obtenu une teinte jaune du sulfure de carbone chez les
enfants prenant du bromoforme, et jamais chez ceux
qui n'en prenaient pas. Nous croyons donc pouvoir
affirmer aussi que le bromoforme absorbé s'élimine à
l'état de bromure par la muqueuse des bronches.

Lorsque la dose de bromoforme absorbée est assez
forte la réaction jaune est très nette avec le procédé
ordinaire; mais si cette dose est trop faible, ou si le sujet
n'en prend plus depuis quelques jours, la teinte jaune
est plus pâle et l'on pourrait être embarrassé pour affirmer qu'il s'agit de brome, si l'on n'avait pas la calcination comme moyen de contrôle.

Il ne faut pas confondre avec une teinte légèrement
jaune, une coloration légèrement verdâtre que peut
prendre le sulfure de carbone, lorsqu'on ajoute une trop
grande quantité d'hypochlorite, et qui est due à la dissolution d'une certaine quantité de chlore dans le sul-
ure de carbone. Avec un peu d'habitude on arrive à
distinguer très bien ces deux teintes, surtout en les re-
gardant par transparence.

C'est aussi pour cette raison qu'il faut ajouter l'hypochlorite peu à peu, et agiter doucement le tube après
chaque addition. Si l'on négligeait cette précaution, l'on
pourrait avoir un trop grand dégagement de chlore dont
la dissolution dans le sulfure de carbone donnerait une

teinte verdâtre avant que l'on ait pu s'assurer de la présence du brome.

Nos recherches n'ont porté que sur l'urine et l'expectoration, qui nous intéressaient le plus au point de vue clinique et théorique ; mais il est probable que l'élimination des bromures formés dans] l'organisme se fait également par les autres sécrétions. Ainsi, les différentes éruptions cutanées qui ont été signalées au cours de la médication bromoformée, et qui ressemblent tant aux manifestations de même ordre du bromisme, sont vraisemblablement dues à l'élimination de bromure par la sueur, et au dégagement au niveau de la peau d'un peu de brome libre.

Différentes phases de l'élimination, — Nous avons cherché, à l'aide des procédés d'analyse longuement décrits, à déterminer les différentes phases de l'élimination des bromures provenant de la décomposition du bromoforme dans l'organisme.

Chez un enfant de 3 ans qui sommença à prendre à midi une potion contenant XII gouttes de bromoforme, nous avons trouvé une réaction de brome dans l'urine émise à 2 heures de l'après-midi.

Nous avons fait en outre les expériences suivantes :

EXPÉRIENCE I

Le 27 octobre 1898, à 2 h. 30 du soir, avant de prendre aucun médicament, nous avons analysé notre urine par le procédé décrit pour la recherche des bromures (acide acétique et liqueur de Labarraque). Le sulfure de carbone est resté absolument blanc.

A 3 h. 15 du soir soir nous avons pris X gouttes de bromoforme dans une potion alcoolique, et nous avons cherché l'apparition de la réaction du brome dans l'urine émise de 10 minutes en 10 minutes.

A 4 h. 25 soir, soit une heure environ après la prise du médicament, le sulfure de carbone a commencé à prendre une teinte légèrement jaune, peu intense vu la minime quantité de bromoforme absorbé, mais nette par comparaison avec celle des tubes précédents.

Nous avons retrouvé cette même réaction jaune dans l'urine émise à 4 h. 32, à 4 h. 45, à 5 h. 10 du soir.

L'urine émise de 5 h. 10 à 5 h. 45 du soir a laissé le sulfure de carbone absolument blanc. Il y a donc à ce moment un arrêt de l'élimination.

A 7 h. 15 soir   teinte légèrement jaune.
11 h. 45 soir   —   —

Le 28 octobre :

A 8 h. 45 matin   teinte légèrement jaune.
11 h. matin   — nettement jaune
2 h. 30 soir   — un peu moins jaune mais nette.

Toute cette période correspond donc à une élimination assez forte dont le maximum paraît avoir eu lieu le 28 vers 11 heures du matin.

A 5 h. 30 du soir le sulfure de carbone reste blanc, et à partir de ce moment les urines examinées en moyenne 3 fois par jour les 29 et 30 octobre n'ont plus accusé la moindre trace de brome.

En résumé, nous avons trouvé la réaction du brome dans l'urine émise 1 heure après la prise de X gouttes de bromoforme, et cette réaction a persisté pendant 22 heures environ, avec une interruption une heure environ après son apparition.

EXPÉRIENCE II

Il s'agit d'un enfant de 5 ans (Obser. X1) qui a pris DCDLXX gouttes de bromoforme en 15 jours. La dose actuelle est de XC gouttes par jour.

On cesse le médicament le 27 octobre à 9 heures du matin.

Les jours suivants nous avons recherché le bromure dans les urines et dans l'expectoration, et cette série d'analyses nous a donné les résultats suivants :

1° *Urines*

27 octobre	11 h. matin	Teinte	très nettement jaune
—	3 h. soir	—	nettement jaune
—	10 h. soir	—	—
28 octobre	4 h. matin	—	jaune
—	11 h. matin	—	très légèrement jaune
29 octobre	4 h. 1/2 m.	—	blanc
—	8 h. matin	—	—
—	6 h. soir	—	—
30 octobre	3 h. matin	—	légèrement jaune
—	8 h. matin	—	jaune
—	2 h. soir	—	légèrement jaune
—	5 h. soir	—	—
31 octobre	4 h. matin	—	—
—	9 h. matin	—	—
—	5 h. soir	—	—
1er novembre	4 h. matin	—	—
—	8 h. matin	—	blanc
—	5 h. soir	—	jaune
2 novembre	5 h. matin	—	—
—	10 h. matin	—	blanc
—	5 h. soir	—	légèrement jaune
3 novembre	5 h. matin	—	—
—	11 h. matin	—	blanc
—	5 h. soir	—	—
4 novembre	5 h. matin	—	—
—	9 h. matin	—	—

—	7 h. soir	—	nettement jaune
5 novembre	5 h. matin	—	jaune
—	5 h. soir	—	légèrement jaune
6 novembre	4 h. matin	—	—
—	4 h. soir	—	blanc

Les 7, 8, 9, 10 et 11 novembre, les urines examinées en moyenne 2 fois par 24 heures ont toujours laissé le sulfure de carbone absolument blanc.

2° *Expectoration*

27 octobre	1 h. soir	Teinte très nettement jaune	
—	10 h. soir	—	jaune
28 octobre	4 h. soir	—	nettement jaune
29 octobre	minuit	—	—
—	6 h. matin	—	—
—	6 h. soir	—	—
30 octobre	3 h. matin	—	—
—	8 h. matin	—	—
—	2 h. soir	—	blanc
—	5 h. soir	—	—
31 octobre	4 h. matin	—	—
—	5 h. soir	—	
1er novembre	4 h. matin	—	légèrement jaune
—	8 h. matin	—	—
—	5 h. soir	—	blanc
2 novembre	5 h. matin	—	légèrement jaune
—	10 h. matin	—	blanc
—	5 h. soir	—	—
3 novembre	5 h. matin	—	—
—	11 h. matin	—	—
—	5 h. soir	—	—
4 novembre	5 h. matin	—	—
—	9 h. matin	—	—
—	7 h. soir	—	—
5 novembre	5 h. matin	—	légèrement jaune
—	5 h. soir	—	blanc

Les jours suivants (6, 7, 8, 9 et 10 novembre) l'expectoration examinée en moyenne 2 fois par jour, n'a plus jamais donné la réaction du brome.

EXPÉRIENCE III

Enfant de 3 ans (observ. XIV) ayant pris DCIV gouttes de bromoforme en 17 jours, Dose actuelle LVIII gouttes.

A la suite d'accidents d'intoxication (sommeil profond ayant duré 4 heures), on cesse le bromoforme le dimanche soir 6 novembre.

L'analyse méthodique des urines nous a donné les réactions suivantes :

8 novembre		teinte nettement jaune	
9 —		—	—
10 —		—	—
11 novembre	minuit	—	—
—	8 h. matin	—	—
—	7 h. soir	—	—
12 novembre	8 h. matin	—	jaune
—	2 h. soir	—	nettement jaune
13 novembre	6 h. matin	—	—
—	6 h. soir	—	jaune
14 novembre	8 h. matin	—	—
—	4 h. soir	—	légèrement jaune
15 novembre	minuit	—	blanc
—	6 h. matin	—	—
—	4 h. soir	—	—
16 novembre	1 h. matin	—	légèrement jaune
—	8 h. matin	—	blanc
—	6 h. soir	—	—

Les 17, 18, 19 et 20 novembre les urines, examinées 2 ou 3 fois par 24 heures, ne donnent plus jamais la réaction du brome.

De cette série d'expériences, nous pouvons conclure que l'élimination du bromoforme, sous forme de bromures, commence à se faire par l'urine une heure environ après la prise du médicament.

Lorsque la dose a été unique, l'élimination complète paraît s'opérer assez vite, dans les vingt-quatre heures qui en suivent l'absorption. Au contraire, lorsque le sujet prend du bromoforme depuis un certain nombre de jours, une assez grande partie du médicament paraît rejetée de l'économie par l'urine et les sécrétions bronchiques pendant les trois ou quatre premiers jours qui suivent sa suppression ; mais il est possible de déceler la présence des bromures dans ces sécrétions pendant dix à douze jours.

Chez des individus ayant pris du bromure de potassium, Rabuteau prétend avoir trouvé des traces de brome dans l'urine et dans la salive après trois semaines ou même un mois, selon la dose absorbée. Dans nos cas, la réaction du brome ne nous a paru nette que jusqu'au douzième jour, mais nous n'affirmons pas qu'avec un procédé plus sensible ou chez des individus ayant pris une plus forte dose, il soit impossible d'en trouver pendant plus longtemps. Nos observations ne sont pas assez nombreuses pour que nous nous permettions une conclusion ferme, mais elles nous laissent supposer que la période d'élimination est d'autant plus longue que la dose totale de bromoforme a été plus élevée.

Dans tous les cas que nous avons analysés, l'élimination des bromures nous a paru nettement intermittente, c'est-à-dire qu'après l'élimination maxima des premiers jours, caractérisée par des teintes du sulfure de carbone d'un jaune très net, nous avons alternativement obtenu pendant sept à huit jours encore des teintes jaunes plus ou moins foncées, ou une absence totale de coloration, traduisant une élimination plus ou moins forte ou nulle. Plusieurs fois deux verres d'urine recueillis à quelques heures d'intervalle nous ont donné, sans transition, le premier une absence totale de réaction bromée, le second une réaction nettement jaune qui disparaissait elle-même bientôt avec les urines des heures suivantes, comme si l'élimination se faisait parfois sous forme d'une débâcle intense mais passagère.

De ces faits, observés chez trois sujets seulement, nous ne voulons pas conclure que la courbe d'élimination du bromoforme est toujours intermittente, que le mode que nous avons vu est l'état normal à l'exclusion de l'élimination continue cyclique ou polycyclique. Cette question de l'élimination des médicaments est encore mal connue ; elle n'a guère été étudiée sérieusement qu'à propos de la recherche de la perméabilité rénale par le bleu de méthylène. Or on sait que M. Chauffard, dans une récente communication à la Société médicale des Hôpitaux (avril 1898), a établi que l'élimination intermittente urinaire du bleu de méthylène correspond à des altérations du foie et révèle une viciation du fonctionnement normal des cellules hépatiques.

Dans nos cas, nous n'avons pas pratiqué d'examen spécialement minutieux du foie. Cliniquement, il nous a paru normal, mais n'ayant pas recherché l'urobiline ni fait l'épreuve de la glycosurie alimentaire, nous ne pouvons conclure à son intégrité.

Fixation des bromures dans le système nerveux. — Il y avait pour nous grand intérêt, au point de vue de l'action du médicament, à savoir si, chez les animaux injectés, nous allions trouver des bromures dans le système nerveux. Nous avons fait cette recherche par calcination, comme nous l'indiquons au chapitre de la toxicologie, dans 7 cas. Quatre fois nous avons obtenu nettement une réaction de brome, et cela chez des cobayes qui sont morts 3 jours 1/2, 4 jours, 4 jours 1/2 et 10 jours après avoir reçu pour la première fois une injection bromoformée. C'est chez le dernier, qui a été soumis pendant dix jours à des injections de doses de plus en plus fortes d'eau bromoformée, que la réaction a été la plus nette.

Dans les trois cas où la réaction a été négative, il s'agissait d'animaux ayant reçu des doses rapidement mortelles qui les ont tués en vingt-quatre heures.

Le système nerveux central fixe donc dans ses cellules une partie des bromures formés aux dépens du bromoforme, mais cela demande un certain temps, vingt-quatre heures au minimum chez le cobaye et le lapin. Toutes les fois que la dose initiale est trop forte et tue rapidement l'animal, cette fixation n'a pas le temps de se produire.

Nous aurions voulu savoir si la cellule nerveuse avait une affinité particulière pour les bromures ainsi formés. Il y a, en effet, lieu de le supposer, puisque, chez un épileptique qui prenait du bromure de potassium depuis plus d'un an, Cazeneuve et Doyon ont trouvé plus de brome dans le cerveau que dans le foie. Pour cela nous avons pratiqué sur le foie les mêmes recherches que sur le cerveau. Dans tous les cas, excepté dans un, où nous avons trouvé des bromures dans le cerveau, il y en avait également dans le foie. Nous n'avons eu ni le temps, ni l'outillage nécessaire pour en faire le dosage, et nous avons opéré sur des quantités si minimes que les réactions elles-mêmes ne nous permettent pas de dire s'il s'en trouvait davantage dans le cerveau que dans le foie.

En comparant les teintes avec celles obtenues au moyen d'une solution titrée de bromure de potassium, nous nous sommes rendus compte que 6 à 7 grammes de substance nerveuse, contenaient environ un demi-milligramme de bromure.

Pouvoir antiseptique du bromoforme et des bromures.
— Le pouvoir anseptique du bromoforme serait très important à connaître, mais il n'a pas été déterminé d'une façon rigoureuse,

Goldschmitt et Stepp ont bien entrepris des expériences à ce sujet, mais n'ont rien trouvé de précis. Ils ont vu seulement que de l'urine melangée à quelques gouttes de bromoforme ne fermente pas, même si on l'expose à l'air, et en ont conclu que cette substance devait posséder un pouvoir antiseptique assez puissant. Manquat (*Traité de thérapeutique*) le cite comme très antiseptique en solution à 1/100.

Il n'est pas question du bromoforme dans le tableau de Miquel, mais seulement du brome, et il n'est pas permis de conclure de l'un à l'autre, comme on a voulu le faire.

Nous savons que le bromoforme donne naissance dans l'organisme à des bromures alcalins, et nous avons cru qu'il serait intéressant de savoir si ces bromures possédaient, eux aussi, un certain pouvoir antiseptique. Si nous nous en rapportons au tableau publié par M. Duclaux, nous voyons que l'action antiseptique de ces substances est manifeste, puisqu'il suffit de 0 gr. 155 de bromures pour empêcher le développement de bactéries dans un litre de jus de viande ; de 0 gr. 392 pour l'arrêter et de 2 gr. 975 ponr stériliser ce jus de viande rempli de bactéries.

Propriétés anesthésiques du bromoforme. — Dans tous les livres classiques, le bromoforme est classé parmi les anesthésiques ; les auteurs qui l'ont étudié signalent tous cette propriété.

Nous ignorons quels sont les effets du bromoforme donné en inhalations ; mais nos expériences chez le cobaye et le lapin nous l'ont montré, administré sous forme d'injections sous-cutanées, comme un très mauvais anesthésique.

Dans un seul cas, après injection de 85 centim. cubes d'eau bromoformée à un cobaye, nous avons obtenu immédiatement un sommeil profond avec anesthésie complète, encore celle-ci a-t-elle été très passagère. Si l'on veut bien lire les observations des animaux que nous avons intoxiqués, on verra que nous avons toujours vu la sensibilité, atténuée sans doute, mais encore nette, persister très longtemps. Elle existe pendant la phase convulsive, et ne disparaît à peu près complètement qu'à la dernière période, lorsque l'animal est totalement en résolution musculaire, qu'il n'a plus ses réflexes palpébraux, que la respiration s'affaiblit peu à peu, en un mot, lorsque la mort est devenue inévitable.

Action physiologique. — *Action locale* : Localement le bromoforme est moins irritant pour les muqueuses que le chloroforme (Stepp). Il n'est pas caustique, car les injections sous-cutanées que nous avons faites, chez le cobaye, de ce corps n'ont jamais causé d'eschares.

Action générale : Nos expériences nous ont montré le bromoforme agissant chez les animaux intoxiqués, comme un poison du système nerveux. Les centres nerveux paraissent envahis successivement dans l'ordre suivant : cerveau, moelle, bulbe.

La période cérébrale correspond aux phénomènes d'ivresse bromique. La période d'excitation, qui caractérise l'ivresse alcoolique, fait ici complètement défaut. Ce qu'on observe c'est de la paralysie fonctionnelle du cerveau s'établissant peu à peu et donnant lieu successivement à la somnolence avec difficulté de la station et au sommeil complet. Pendant cette phase, la sensibilité n'est pas éteinte ; si l'on pique l'animal, il réagit ou se plaint.

La période médullaire se subdivise en deux phases : 1° Phase d'excitation due probablement d'une part à l'action directe du poison sur les cellules de la moelle et, d'autre part, à la suppression des fonctions cérébrales qui, à l'état normal, exercent une action inhibitoire sur les centres médullaires. Il y a donc excitation du pouvoir réflexe de la moelle, ce qui explique les convulsions, les contractures, les réflexes exagérés et la trépidation épileptoïde que l'on observe alors.

2° Phase de paralysie, correspondant à la résolution musculaire complète, à la perte des réflexes, à l'abolition de la sensibilité.

Enfin la période bulbaire est caractérisée par la paralysie des centres cardiaque et respiratoire, l'arrêt de ces fonctions et la mort.

Action dans la coqueluche : Stepp pensait à une action antiseptique, soit du bromoforme lui-même éliminé en nature par les poumons et les bronches, soit du brome mis en liberté au niveau de la muqueuse des mêmes organes.

Pour Nauwelaers, il agit en calmant l'hypéresthésie de la muqueuse respiratoire, principalement de la muqueuse trachéo-laryngo-pharyngée, dont l'excitation est le point d'origine du réflexe expiratoire qui produit la toux spasmodique. Il agirait comme anesthésique local sur cette muqueuse, par laquelle il est éliminé rapidement.

Nous envisageons autrement le mode d'action du bromoforme, donné dans la coqueluche à dose thérapeutique. Nous avons vu qu'une dose toxique agissait comme poison du système nerveux ; une dose thérapeutique nous paraît agir simplement comme calmant, par les bromures qui se forment dans l'organisme et se fixent peu à peu dans les cellules nerveuses. Nous n'avons trouvé des bromures dans le système nerveux des cobayes empoisonnés que dans les cas d'intoxication lente, n'ayant amené la mort qu'au bout de quelques jours. Cela nous expliquerait parfaitement pourquoi le bromoforme n'agit pas sur les quintes dès les premiers jours de son administration. Au début du traitement M. Marfan a signalé, et nous avons observé plusieurs fois nous-même, une légère recrudescence des quintes qu'on pourrait expliquer par l'élimination du bromoforme en nature et des bromures déjà formés au niveau de la muqueuse trachéo-bronchique, qui, loin d'être anesthésiée, serait plutôt irritée par l'élimination dont elle est le siège. Puis peu à peu le système nerveux central et, en particulier, le centre du réflexe qui produit la toux coqueluchiale sont imprégnés de bromures qui diminuent l'excitabilité réflexe de ces centres et calment ainsi les quintes de toux spasmodique.

Quant à la supériorité du bromoforme sur le bromure de potassium, qui a été essayé dans le traitement de la coqueluche, on peut l'expliquer par la formation des bromures dans l'organisme lui-même, l'énergie d'un médicament étant accrue lorsqu'il est à l'état naissant.

Enfin, si l'on admet, comme c'est probable, que la coqueluche est due à une inflammation spécifique de la muquense laryngo-trachéo-bronchique, le bromoforme peut agir localement comme antiseptique, puisqu'il s'élimine en nature et sous forme de bromures par cette muqueuse.

CONCLUSIONS

1° Le bromoforme est un excellent symptomatique à opposer à la coqueluche. Il fait diminuer assez vite le nombre des quintes et en atténue la violence. Dans la plupart des cas la durée normale de la maladie semble ràccourcie d'une façon notable. .

2° Il doit être administré à doses initiales faibles' progressivement croissantes, de façon à tâter la susceptibilité de l'enfant. On doit le supprimer à la moindre menace d'intoxication, se traduisant par de la somnolence, quitte à le reprendre au bout de quelques jours si la maladie continue à évoluer.

3° La meilleure préparation est une émulsion huileuse. L'absorption du médicament, donné sous cette forme, se fait presque intégralement, au jour le jour, et il n'y a pas à craindre d'accumulation des doses dans le tube digestif.

4° Les cas d'intoxication grave qui ont été publiés sont dus soit à une préparation pharmaceutique défectueuse, soit à une imprudence du malade ou des personnes de son entourage.

5° L'équivalent toxique du bromoforme est en moyenne de 0 gr. 50 cent. chez le cobaye et le lapin.

Son équivalent thérapeutique est très difficile à établir, car dans les expériences on passe brusquement, presque sans transition, de la dose physiologique à la dose toxique. La seul moyen pratique d'administrer de fortes doses sans danger est d'y arriver progressivement, en tâtonnant, et de s'arrêter à la moindre menace.

6° Les enfants et les animaux soumis au traitement

bromoformé subissent des effets d'accumulation d'action, c'est-à-dire que les doses précédemment prises continuent à agir pendant que de nouvelles sont administrées et que leurs énergies s'additionnent.

7° Une partie du bromoforme introduit dans l'organisme ne fait que le traverser et est éliminé en nature par les poumons et les bronches. L'autre partie est transformée en bromures qui sont rejetés au dehors par les différentes sécrétions, en particulier par l'urine et le mucus bronchique.

8° A dose toxique le bromoforme est un poison du système nerveux, qui paralyse successivement les différentes activités cérébrale, médullaire et bulbaire,

9° A dose thérapeutique, il agit comme modérateur du pouvoir réflexe des centres nerveux, par les bromures qui se forment à ses dépens et qui se fixent peu à peu dans les cellules nerveuses. C'est probablement par ce procédé qu'il calme la toux spasmodique de la coqueluche.

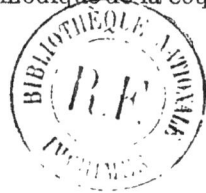

BIBLIOGRAPHIE

Dr STEPP (de Nuremberg). — Bromoforme ein Mittel gegen Keuchusten. (Deutsche med. Wochenschrifte, 1889, p. 634, 914).

D^r LŒWENTHAL. — Même titre. (Berlin. Klinis. Wochenschrifte, 1890, n° 23.

Dr NAUWELAERS. — Le bromoforme dans le traitement de la coqueluche. Un cas d'empoisonnement suivi de mort. (Journal de médecine de Bruxelles, 1890, p. 689).

Dr NAUWELAERS. — Bromoforme dans la coqueluche. (Journal de médecine de Bruxelles, 1891, p. 97).

Dr BINZ. — Zur umvandlung des Bromoforms im Warmblüter. (Arch. f. exper. Path. u. Pharmacol. Leipz., 1891, p. 201, 205).

Dr CASSEL. — Bromoforme. (Deutsche med., Wochenschrifte, 1892, n° 5).

Dr FISCHER. — Bromoforme. (New-York, med. Record., 1890, nov.).

BURTON-FAUNING. — Bromoforme in Whoopingcoogh. (Practitioner, fév, 1893).

DEAN. — A case of poisonning by bromoform. (Lancet, Lond., 1893, p. 1062).

PLATT. — A case of bromoform poisonning. (Times et Reg., N.-Y. et Philad.. 1892, p. 651).

STOOS. — XXXIX medic. (Bericht u. d. Thatigk. d. Jennerschen Spital in Bern., p 81).

Dr STEPP. — Weitere mittheillungen über die Anwendung des Bromoforms. (München. med. Wochensch., 1895, p. 835, 837).

MULLER. — Eie Fall von Bromoform-Exanthem. (Monatsch. f., prakt., Dermat. Hamb., 1895, p. 421, 432).

SCHLIEPER. — (Therap. Monatschrif., 1894, p. 642).

MARFAN. — Bromoforme dans la coqueluche (Revue mensuelle des maladies de l'enfance, avril 1896).

MARFAN. — Potion contre la coqueluche (Revue mensuelle des maladies de l'enfance, 1896, p. 389).

GAY. — (Bulletin de pharmacie du Sud-Est, 1896).

MICHAILOVITCH. — Traitement de la coqueluche par le bromoforme (Thèse de Paris, 1896).

8

Guérin. — Etude de la température dans la coqueluche (Thèse de Paris, 1896).

Czygan. — Ein |Fall von Bromoformvergiftung (Deutsche med. Wochensch. Leipz. u. Berl., 1896, p. 843).

Cheney. — A case of bromoform poisonning. (Arch. Pediat. N.-Y., 1897, p. 112).

Börger. — Ein Beitrag zur Casuistik der Bromoformvergiftungen. (München med. Wochenschr., 1896, p. 469, 472).

Van Bommel. — Ein Fall von Bromoformvergiftung. (Deutsche med. Wochenschr. Leipz. u. Berl., 1896, p. 46).

Schmey. — Ein Fall von Bromoform-Exanthem. (Centralbl. f. Kinderh. Leipz., 1897, p. 255).

Szegvari. — Bromoform mergezès escte. (Gyogyaszat. Budapest, 1897, p. 304).

Fischer. — Bromoform poisonning in a case of pertussis in an infant; recovery. (Ann. Gynec. et Pediat. Bost., 1896, p. 557).

Remba. — Ein Fall von Bromoformvergiftung. (Kinder. Arzt. Leipz. 1897, p. 49).

Manuel de médecine de Debove et Achard. — (Article Coqueluche).

Nouveaux remèdes. — L'eau bromoformée (septembre 1898).

Manquat. — Traité de thérapeutique.

Annales de Chimie et Pharmacologie.

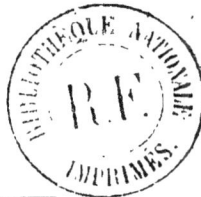

www.ingramcontent.com/pod-product-compliance
Lightning Source LLC
Chambersburg PA
CBHW071451200326
41519CB00019B/5704